U0604759

阅读是
更好的陪伴

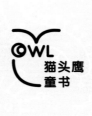

OWL 猫头鹰
童书

THE
FANTASTIC
BODY

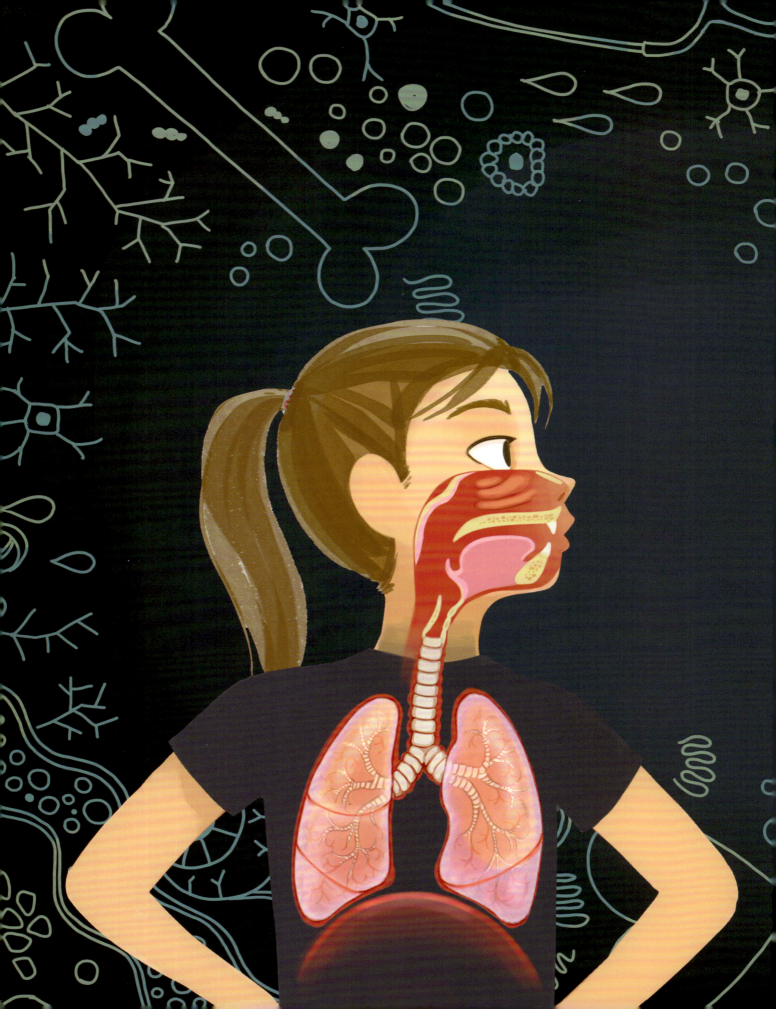

（美）霍华德·本内特 博士 著

周晓竹 译

DR. HOWARD BENNETT

给孩子的身体书

THE
FANTASTIC
BODY

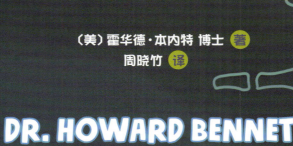

北京联合出版公司
Beijing United Publishing Co.,Ltd

图书在版编目（CIP）数据

给孩子的身体书/（美）霍华德·本内特著；周晓竹译. —北京：北京联合出版公司，2018.5（2021.2重印）

ISBN 978-7-5596-2014-9

Ⅰ.①给… Ⅱ.①霍… ②周… Ⅲ.①人体—儿童读物 Ⅳ.①R32-49

中国版本图书馆CIP数据核字（2018）第071611号

著作权合同登记　图字：01-2018-2557号

THE FANTASTIC BODY by DR. HOWARD BENNETT
Copyright © 2017 by Dr. Howard Bennett
This translation published by arrangement with Random House Children's Books, a division of Penguin Random House LLC.
through Bardon-Chinese Media Agency
Simplified Chinese translation copyright © 2018 by Beijing Xiron Books Co., Ltd.
All rights reserved.

给孩子的身体书

作　　者：〔美〕霍华德·本内特
译　　者：周晓竹
责任编辑：龚　将　夏应鹏
特约监制：赵　菁　孟　玮
特约编辑：夏　冰
版权支持：高　蕙　侯瑞雪
装帧设计：所以设计馆
内文排版：刘龄蔓

北京联合出版公司出版
（北京市西城区德外大街83号楼9层　100088）
北京盛通印刷股份有限公司印刷　新华书店经销
字数150千字　710毫米×1000毫米　1/16　印张16
2018年5月第1版　2021年2月第11次印刷
ISBN　978-7-5596-2014-9
定价：125.00元

未经许可，不得以任何方式复制或抄袭本书部分或全部内容
版权所有，侵权必究
如发现图书质量问题，可联系调换。质量投诉电话：010-82069336

目 录 CONTENTS

致谢
ACKNOWLEDGMENTS

我给《华盛顿邮报》的儿童专栏 *KidsPost* 写第一篇文章是在 2008 年，当时我并没有意识到自己已经开始了这本书的创作。从一开始我就清楚，我要写的东西与健康和科学有关。出乎意料的是，成年人也像孩子一样喜爱我的作品，以及我会在 10 年之后的今天写下这篇文章。

在瓦莱丽·斯特劳斯的帮助下，我得以发表第一篇文章。*KidsPost* 的两位编辑——特雷西·格兰特和克莉丝汀·巴伦，则让我成为一名更出色的作家。

我的妻子简是世界上最棒的艺术教师，她给了我极大的鼓励。对她而言，创新永远是对的。她总能从她的学生——以及她丈夫这儿发现闪光点。

我儿子瑞安是芝加哥哥伦比亚学院电影专业的学生，他为本书拍了一些照片。我办公室的一名护士——金·维多利亚，也参与了照片的拍摄。塔米·丹尼尔和特旺达·马洛伊也为此提供了帮助。

玛丽·爱丽丝·嘉伯是政治与散文书店的儿童图书采购员，她一直在支持我的工作。当我冒出写与人体相关的书的想法时，玛丽·爱丽丝和她的同事玛丽·萨瓦多雷让我能够联系上罗代尔出版社的工作人员。我的经纪人阿利森·科恩则娴熟地帮我处理了烦琐的书稿合同事宜。

为了给我找到能用在书中的医学图片，我的很多同事翻遍了他们的文件夹，他们是：安娜·布拉斯克、维克·维特森、史蒂芬·特驰、罗伯特·西尔弗曼和迭戈·普雷西亚多。

罗代尔出版社的编辑和制作团队的工作十分出彩，他们把我的手稿变成了一本真正的书。他们还专门让我参与了本书的设计。感谢埃里克·赖特、特雷萨·古茨曼、马克·温斯坦、乔安娜·威廉斯、玛丽琳·豪普特利和劳拉·盖伦。

最后，我要感谢我的父母。他们鼓励我，让我脚踏实地地工作，使我感到很充实。我还要特别感谢以下小朋友，书中用到了他们的照片：霍尔登·海明斯基、朱莉娅·德里默、亚丁·塞拉西、格蕾丝·施拉德尔和安德鲁·伯恩斯坦。

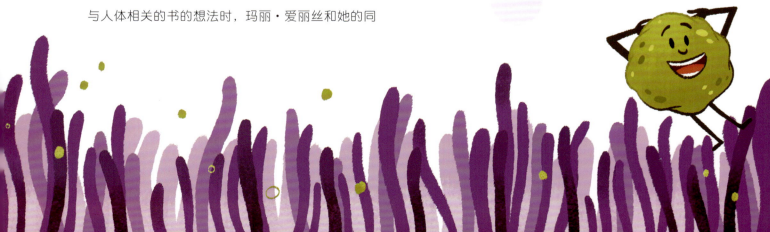

介绍 INTRODUCTION

我们先进行一个小测试，这样你就能知道这本书是否合你的胃口。

人体是：

A. 一种神奇的机器，能让人在科学、运动和艺术方面取得惊人成就
B. 构成组织和器官的一批细胞
C. 混合物，有难闻的味道、可怕的声音和软绵绵的身体部位
D. 以上都对

如果你选"D"，那这本书就是写给你看的！人体是大自然的非凡成就。它还会产生黏液、臭便便和其他恶心的东西，大多数人一想到自己身体里有这些东西就想吐。除非你是个孩子、医生，或者是对科学和生物学着迷的任何人！

任何年龄段的孩子都对自己的身体充满了好奇——特别是他们想要知道的东西很恶心的时候！所以，有人在上课时讲关于鼻涕的笑话或者放了一个响亮的臭屁时，孩子们就会放声大笑。

接下来就由我带你进入身体的神秘世界。你将会知道肌肉怎么工作、食物怎么被消化，以及你的脑子里发生了什么。同时，我会讲一些常见疾病，告诉你怎么做会让疾病缓解，以及怎样从一开始就避免生病。我还会告诉你一些关于人体及人类动物表亲的惊人秘密。

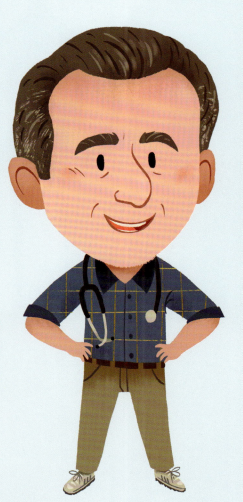

我喜欢当医生，因为我能从事与孩子相关的工作，而且整天都在帮助他们保持健康。我也是一名侦探，在孩子们生病时，我会想方设法找出问题所在。所以，即使我的病人会流口水、在我身上尿尿、对着我咳嗽，我仍然觉得儿科医生（孩子们的医生）是世界上最棒的工作！

祝你健康，

本内特博士

THE OUTSIDE LOOKING IN

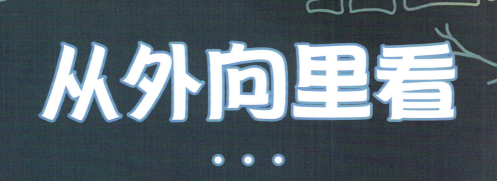

从外向里看

. . .

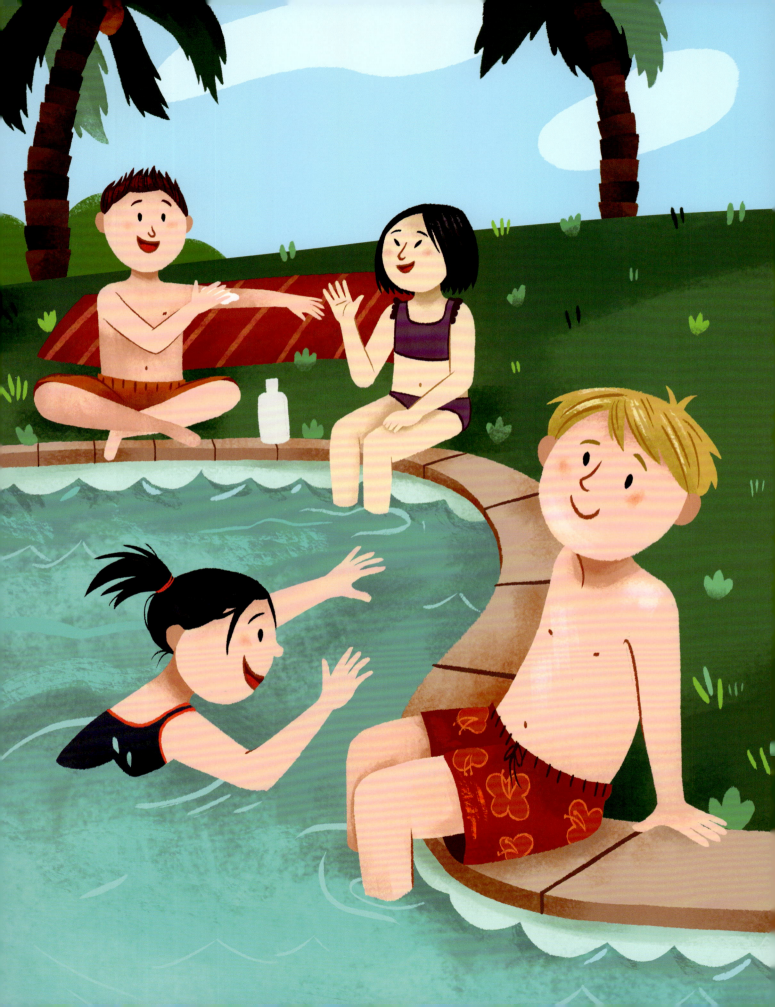

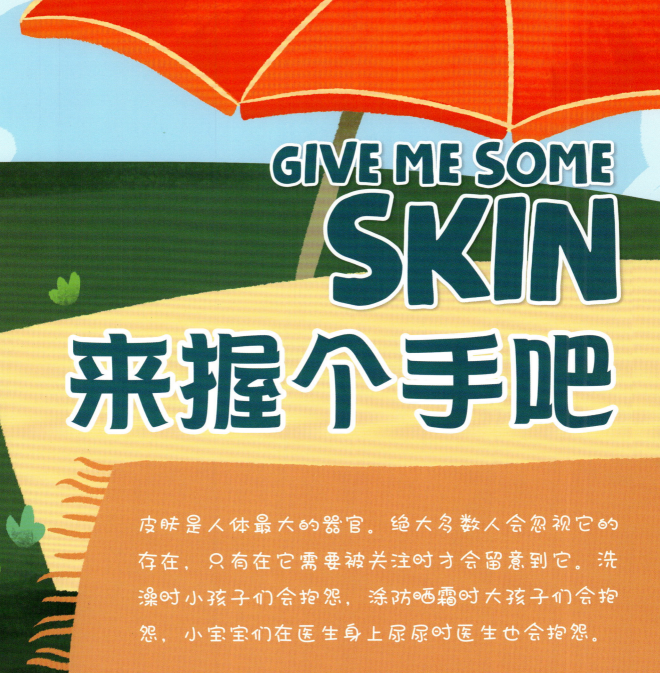

GIVE ME SOME SKIN
来握个手吧

皮肤是人体最大的器官。绝大多数人会忽视它的存在，只有在它需要被关注时才会留意到它。洗澡时小孩子们会抱怨，涂防晒霜时大孩子们会抱怨，小宝宝们在医生身上尿尿时医生也会抱怨。

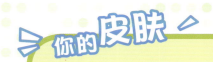

你的皮肤

它是什么? 它是你最大的器官。

它在哪里? 它覆盖了你的全身。

它有多大? 它随着你的长大而生长,所以它总是与身体完美匹配。脚底的皮肤最厚,眼睑的皮肤最薄。在身体的某些部位,比如手肘和膝盖处,皮肤更加柔韧。

它有什么作用? 它保护你远离感染和疾病的伤害,帮助你保持体温恒定,在阳光照射下合成维生素 D,以及把你的身体包裹成一个整体!

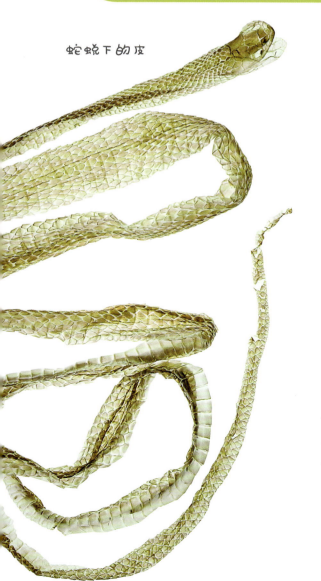

蛇蜕下的皮

紧密连接在一起

你的皮肤有三层结构。最外层的叫**表皮**,它实际上是由大约 20 层致密的细胞构成的。体表的这些皮肤细胞会不断地脱落,尽管你看不见。家里一半以上的灰尘来自你身上死亡脱落的皮肤细胞。以后看见一团灰尘的时候,你要想到这些哦!

这个世界上到处都是死皮。在脱皮这方面,人类要比其他一些动物考虑得周到,比如蛇和狼蛛,它们可是把外部皮肤整个儿地蜕下来的。

表皮中含有一种强大的蛋白质叫**角蛋白**。角蛋白不亲水,所以在游泳或洗澡时,你并不会像海绵那样膨胀起来。表皮中还含有一种特殊的细胞,它们会产生棕褐色的色素,即**黑色素**。皮肤中黑色素的含量决定了肤色——黑色素越多,皮肤就越黑。另外,夏季皮肤变黑是因为紫外线刺激表皮产生了黑色素。如果皮肤中产生黑色素的细胞不是均匀分布而是挤在一块儿时,就会形成雀斑。

皮肤的中间层叫**真皮**。与表皮相比，它更厚、更复杂。它包含有助于你感受的神经、使你凉快的汗腺，以及血管和**毛囊**。皮脂腺产生的一种黏性物质沿着毛干向皮肤表面分布，这种物质叫**皮脂**，它使肌肤保持柔软并且利于皮肤保湿。

最后要说的是皮肤的最内层，即**皮下层**，它由脂肪细胞和**结缔组织**构成。结缔组织将皮肤与肌肉和骨骼连接在一起。

每平方英寸的皮肤中竟然有长达 684 英寸的血管、100 个皮脂腺和 650 个汗腺！它还包含成千上万的神经末梢，可以感受触摸、疼痛、温度和压力。

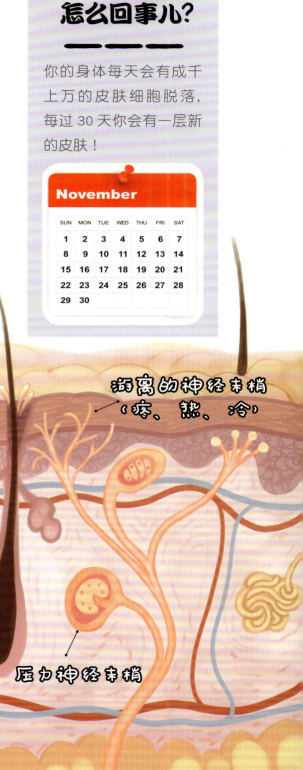

究竟怎么回事儿？

你的身体每天会有成千上万的皮肤细胞脱落，每过 30 天你会有一层新的皮肤！

November

SUN	MON	TUE	WED	THU	FRI	SAT
1	2	3	4	5	6	7
8	9	10	11	12	13	14
15	16	17	18	19	20	21
22	23	24	25	26	27	28
29	30					

皮肤的横断面

表皮
真皮
汗腺
触觉神经末梢
皮脂腺
游离的神经末梢（疼、热、冷）
压力神经末梢
皮下组织（脂肪组织）

"试试这个"

汗水沿着微小管道流向表皮。汗水蒸发时能使周围的皮肤冷却下来。如果你舔一下（干净的）手背并对着潮湿的皮肤轻轻吹气，你就能感受到汗水是如何使你的皮肤冷却下来的。

调节体温

在保持体温恒定方面，皮肤发挥了重要作用。天冷时，大脑会命令皮肤减少血液供应，这有助于保留体内的热量。天热时，大脑会命令皮肤增加血液供应，其效果与前一种情形相反——使你体温下降。皮下脂肪层有隔离的作用，有助于保持体温稳定。海洋哺乳动物的脂肪，也就是海兽脂，能帮助它们在水中抵御寒冷、保持温暖。

真皮中的汗腺有助于你保持凉爽。皮肤中的温度敏感神经告诉大脑你是不是正在温暖的环境中。之后大脑向汗腺发出信号，命令它工作。你紧张时也会这样，这就是为什么在某些情况下你的手、脚，还有腋下会出汗。

控制感染

细菌会进入你的体内导致你生病，而皮肤则是对抗细菌的第一道防线。这就是为什么与皮肤健康时相比，割伤、擦伤、烧伤时更容易出现感染。皮肤除了为你提供屏障阻挡细菌外，表皮中的细胞还会和免疫系统携手一起对抗感染。

你的皮肤擦破出血时会形成血痂。血痂就是干了的血液，它能保护创面（见第 142 页）。血痂是由特殊的血细胞，也就是血小板构成的。

究竟怎么回事儿？

等你成为青少年时，你身上极有可能会长痣。它们的大小、形状和颜色都会不同。尽管痣有点儿难看，但大多数痣并不会对你产生危害。

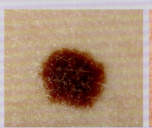 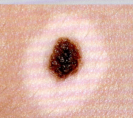 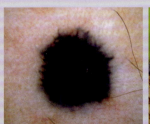 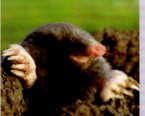

（从左到右）褐痣、晕痣、蓝痣，以及后院的鼹鼠[1]

1 痣与鼹鼠在英语中是同一个单词，即 mole。

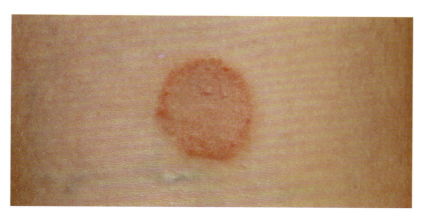

癣菌病

癣菌病

　　尽管这种疾病叫癣菌病，但是它可不是虫子引起的[1]，而是由真菌引起的皮肤感染。癣菌病之所以叫这个名字，是因为它的皮疹向外呈环状生长，看起来就像皮肤上长了一条虫子。癣菌病抹药膏后很快就能康复，而且这种药膏不需要处方就能买到。

疣

普通疣

　　疣是由病毒（而不是蟾蜍）引起的，常见于手上和脚上。如果你仔细观察，你就会看到疣中央有细小的黑点。这些点不是污垢，而是病毒入侵皮肤血管所形成的小结痂。疣本身不是病毒，而是病毒造成的粗糙的皮肤硬块。我们可以把它看作病毒的所在地，就像《超人归来》中的孤独堡垒一样。

　　医生通常在疣表面涂抹酸性药物来进行治疗，这些酸性物质会腐蚀皮肤并杀死病毒。你可以在家里用水杨酸类药物，比如 Compound W. 治疗疣。医生还会采用冷冻疗法（用液氮冷冻疣）进行治疗。

1　癣菌病的英文名称是 ringworm，由圆环（ring）和虫子（worm）两个单词拼合而成。

"EWWW 这是真的"

　　尘螨是一种微小的虫子，我们可以在地毯、窗帘和其他地方找到它们。你家里生活着大大小小各种各样的尘螨，除非你住在冰屋里！尘螨喜爱你身上脱落的死皮细胞，这大概就像你喜爱煎饼一样。换句话说，你的身体就是亿万只尘螨的自助餐厅。这些看起来恶心的生物并不危险，但你可能会对它们过敏。

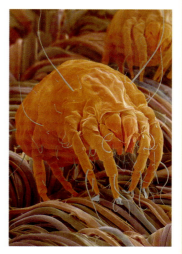

恶心死了！
一只尘螨正在吃皮屑。

真真假假大挑战

不洗澡的 8 岁孩子比不洗澡的 16 岁孩子要臭。

假的。人有两种汗腺。小汗腺在任何年龄都会分泌汗液。大汗腺要等到青春期时才会分泌汗液。有些会产生难闻体味的细菌喜欢以大汗腺分泌的汗液为食。所以不洗澡的 8 岁孩子只是闻起来有异味，而不洗澡的 16 岁孩子闻起来就像一间更衣室！

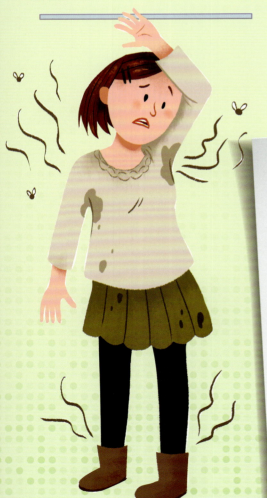

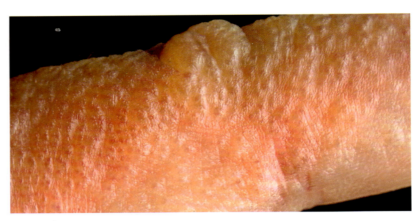

接触毒藤后的手指

毒藤

毒藤并没有毒，但它确实会引起瘙痒。

这种皮疹是人接触了毒藤油脂后引起的过敏反应。当你接触了油脂，它会附着在你的皮肤上，几天后，你的皮肤会出现大量的红色条纹和水疱。有些水疱很小，有的则会大如葡萄。

皮疹蔓延是因为不久之后接触更多毒藤油脂的区域爆发了，而不是因为水疱中流出的液体使它扩散。虽然抓挠对你的皮肤不好，但这样做并不会把皮疹传染给别人。

Dr B's Tips

本内特博士的小建议

手怎么了？ 起了一个水疱。

它是什么样的？ 它是含有透明或淡黄色液体的疱，位于真皮和表皮之间或者表皮层之间。

它是怎么长的？ 它是由摩擦或烧伤引起的。玩单杠会让孩子们的手上长很多水疱。手上和脚上的绝大多数水疱是摩擦导致的。

应该怎么办呢？ 如果水疱没有破，就别管它。水疱皮就像一段绷带，新的表皮会在它下面长出来。如果水疱破了，就要对这一块区域进行清洁并用绷带包扎好。

及时缝合

你有没有摔倒并让膝盖严重擦伤过？如果你身体的某一处擦破了，皮肤的表面几层会迅速被撕掉，就像一个5岁孩子撕掉生日礼物的包装纸一样快。擦伤并不严重，却非常痛，这是因为你的皮肤上有痛觉神经。

如果你摔得很严重，你的伤口可能会更深，这叫撕裂。根据伤口情况，医生会利用缝线、医用胶或者钉子对其进行修复。

某些非洲部落会使用军蚁来修复伤口。他们从蚂蚁头的后部抓住它，放在伤口附近。把蚂蚁往前靠时，它会把撕裂的皮肤咬合起来，就像医生缝合伤口一样。蚂蚁完成它的使命后，头部会被剪下并留在原处，直到伤口愈合。

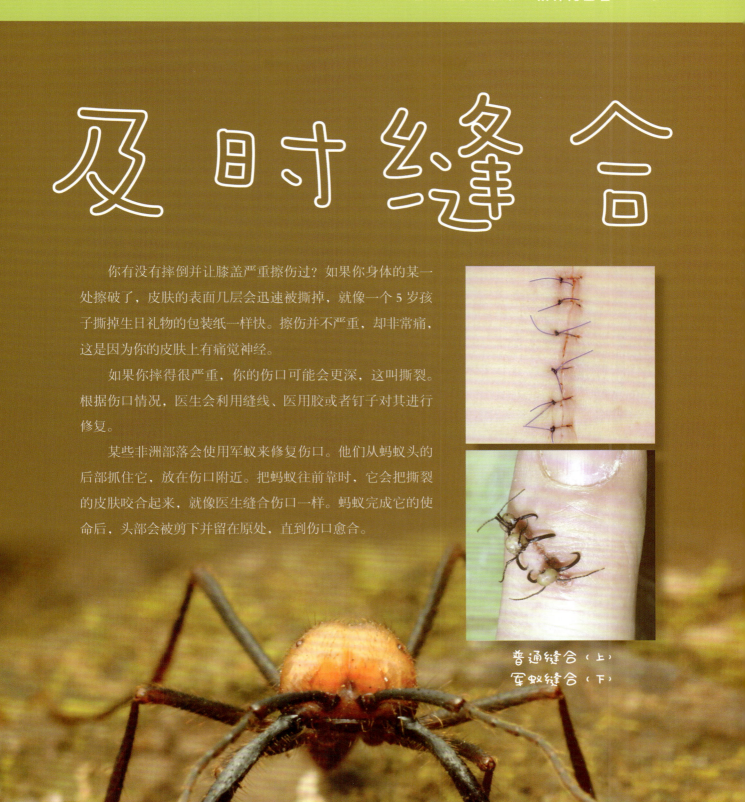

普通缝合（上）
军蚁缝合（下）

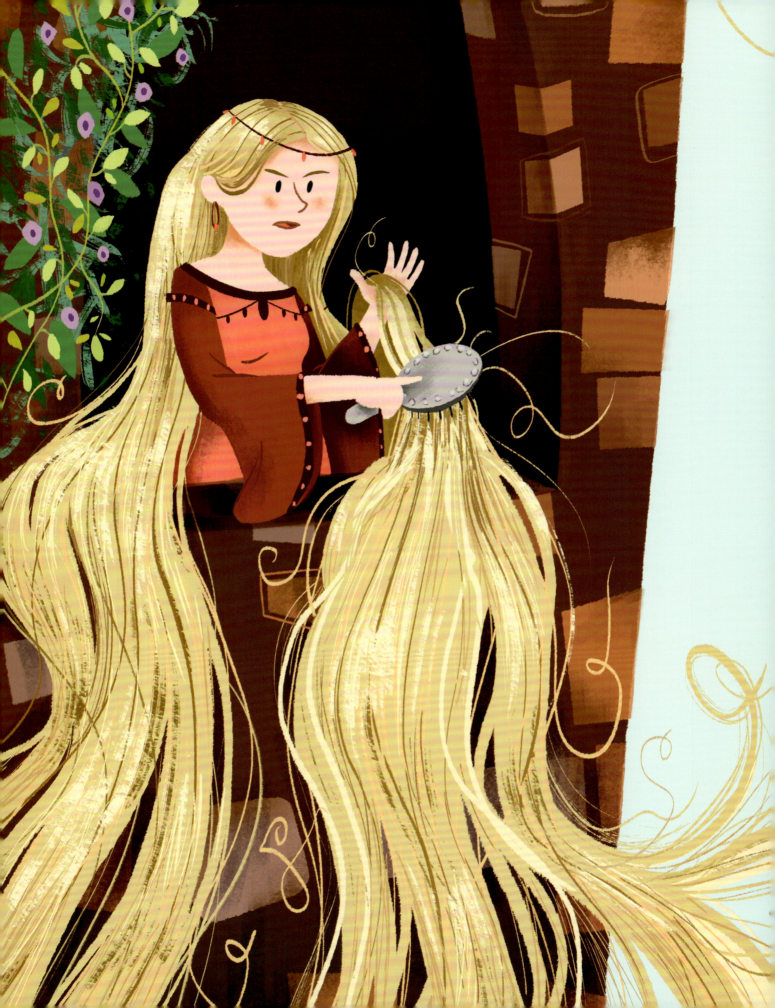

HAIR TODAY, GONE TOMORROW

头发每天都会掉

最早的梳子是用骨头和象牙雕刻成的，大概出现在原始人类开始制造工具的时候。童话故事里的长发公主乐佩要花整整一天时间让她的头发看起来漂亮点儿，但早期的人类并不会这样，他们只是用梳子理顺头上的"鸟窝"，并除去头上的虱子和其他讨厌的虫子。

你的毛发

它是什么? 它是从真皮层中长出的线状纤维。就像皮肤一样,毛发的韧性来源于一种叫作角蛋白的硬蛋白。

它分布在哪儿? 除了嘴唇、手掌、脚底,以及手指和脚趾两侧,它覆盖了你整个体表。

它有多长? 这要看具体情况。你胳膊和腿上的毛非常短。你的头发一辈子都在生长,除非在某些情况下你脱发了。

它有什么作用? 毛发的起源并不明确。有人认为它可使身体免受外界温度的影响;有人认为它是从爬行动物的鳞片演变来的,但在人类身上不发挥什么作用。你可以试着把这些知识告诉理发师或者要去参加舞会的高中生。

毛发俱乐部

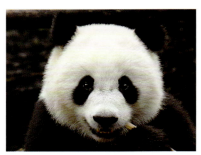

所有哺乳动物都有毛发。有些动物有厚厚的漂亮的皮毛,比如熊猫。还有一些动物,如海狮,就只剩下胡须了。因为人类是哺乳动物,所以我们也有毛发,不过我们的毛发没有我们的近亲灵长类动物那么多——比如黑猩猩、大猩猩、猿猴。你体表的很多毛发都非常微小,以至于你要用放大镜才能看到它们。

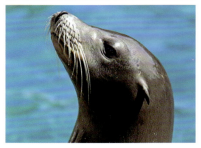

毛囊是真皮层(表皮层之下的结构)中的管状结构,而毛发就是从毛囊中长出来的(见第13页)。每个毛囊都连着一个皮脂腺。这种油脂使你的皮肤保持柔软,同时也让你的毛发免于干燥。

每个毛囊还配有一种非常小的肌肉,叫作**立毛肌**。这种肌肉一端附着在毛囊的基底部,另一端连着真皮层的上部。因此肌肉收缩的时候,毛发就会竖起来。

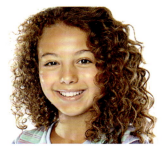

熊猫(上),海狮(中),人(下)

在动物中，立毛肌有两种作用：首先，在天冷的时候，动物直立的毛发利于其保温。其次，如果动物受到惊吓，毛发竖起来能使它看起来体形更庞大，更具有威慑力。这叫作**竖毛**。

我们尚不清楚立毛肌对人而言有什么作用，因为我们没有太多的体毛。但无论如何，下一次因为寒冷或是紧张而起鸡皮疙瘩时，你要知道这是小小的立毛肌在工作。

头皮上的毛发数量平均为 100,000 根。头发每年大约生长 15 厘米。然而，头皮上毛发生长速度并不一致。在任何时候，都有 15% 的毛囊处于休眠状态，这种状态可以持续 3 个月。休眠的毛囊再度变得活跃时，老的毛发就会被"挤出"，这就是一般人们每天会掉 50 到 100 根头发的原因。

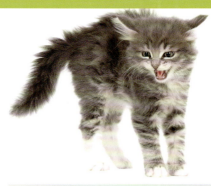
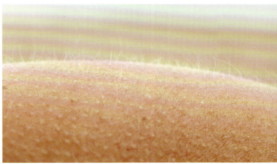

竖毛的猫咪（上）
手臂上的鸡皮疙瘩（下）

汗孔

立毛肌

毛囊

皮脂腺

毛球

汗腺

血管

毛囊的横断面视图

"EWWW 这是真的"

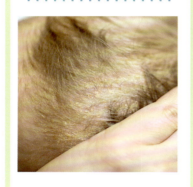

乳痂

你可以问问爸爸和妈妈，在你还是小宝宝的时候，你有没有长过乳痂。这是油脂和死皮细胞堆积在婴儿的头皮上形成的。情况比较糟糕时，乳痂会引起红肿和硬疙瘩，并蔓延到婴儿的脸部。

医生们经常能在宝宝的囟门位置看到乳痂。由于此处较软，家长担心清洗这个区域可能会损伤宝宝的大脑。如果你有弟弟或者妹妹，那你就可以告诉爸爸妈妈，清洁囟门是不会造成损伤的。

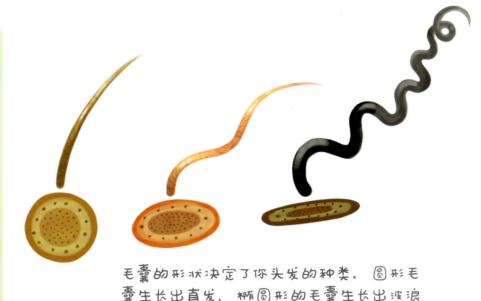

毛囊的形状决定了你头发的种类。圆形毛囊生长出直发，椭圆形的毛囊生长出波浪形的头发，扁平的毛囊生长出鬈发。

生成色素的细胞称为**色素细胞**，它影响头发的颜色。色素细胞产生的色素可以是暗棕色、浅红色或黄色。

头发的颜色是由毛干中色素的种类和数量决定的。如果你的头发是金色的，那你的头发中只有少量的棕色素。"红"头发的人体内有一种基因，它能生成**棕黑素**。这种色素不仅让人们拥有了姜黄色的头发，而且由于缺乏"正常"黑色素，在阳光下红头发比棕褐色的头发更容易着火。

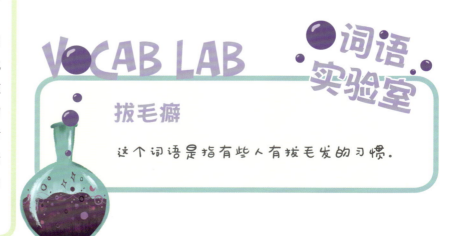

VOCAB LAB 词语实验室

拔毛癖

这个词语是指有些人有拔毛发的习惯。

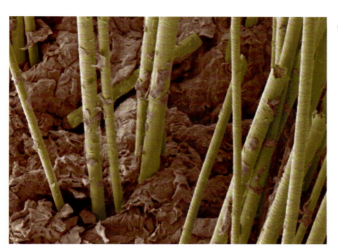

电子显微镜下的毛发

请把洗发水递给我

头发和身体其他部位一样也需要保养。洗头发可以清除污垢和多余的油脂，有利于保持头皮健康。你弟弟可能会以为剪头发很痛，但事实正相反，因为头发和指甲一样，里面都没有神经。但是，如果有人拉你的头发，你会感到很痛！这是因为毛囊长在真皮中，而真皮作为皮肤的第二层，里面长满了神经。

真真假假大挑战

剃毛或剪发会让毛发长得更粗。

假的。毛发是从皮肤下长出来的，所以剪发不会影响它后面的生长。

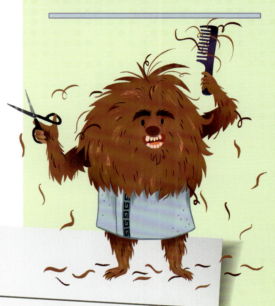

Dr B's Tips

本内特博士的小建议

秃头症是一个医学名词，就是指脱发。儿童脱发的常见病因有三种：（1）头皮癣；（2）小孩子卷头发或抓头发的习惯；（3）牵拉，即孩子们扎辫子时扎得很紧。在上述每一种情况下，只要把问题解决了，头发就会恢复生长。

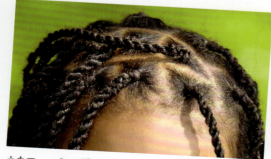

辫子扎得太紧引起的"牵引性脱发"

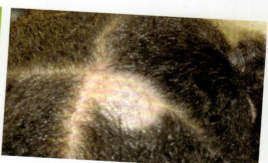

头皮癣引起的"头癣脱发"

真真假假 大挑战

天冷的时候你顶着湿漉漉的头发出门，就会感冒。

假的。在寒冷的几个月中，头发确实能起到保存身体热量的作用。它还能保护你的头皮免受日晒。这就是说，顶着湿漉漉的头发出门并不会引起感冒。感冒是因为你接触了病毒，而不是冷空气。

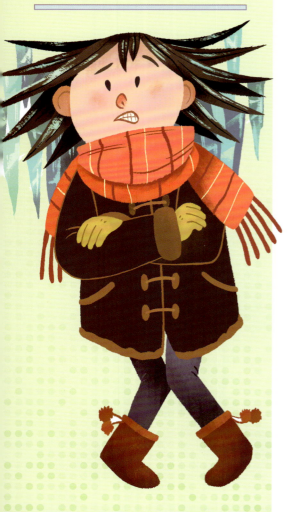

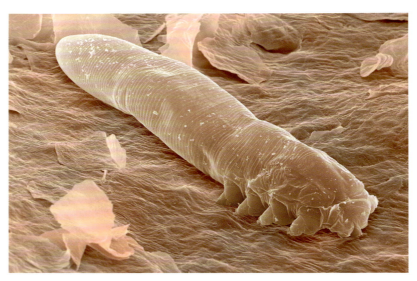

蠕形螨的放大图

这种螨虫夜间行动

人体微生物组是指与人的身体和谐共存的几万亿个微生物。构成微生物组的大部分细菌位于大肠，其他的位于皮肤、鼻子、口腔和耳道。除了细菌之外，你的身体还是其他生物的家，如真菌，但其中最多的还是一种叫作**蠕形螨**的微小螨虫。

人体中有两种蠕形螨是在眼睑与眉毛的毛囊和皮脂腺中度过它们7天的生命时光的。它们通常对人无害，只是静静地以皮肤细胞和人体产生的油脂为食。它们具有避光性，其中一些会在夜间出没，从一个毛囊移动到另一个毛囊。尽管蠕形螨的移动速度不会让它在任何跑步比赛中获胜，但是它每小时移动的距离也可以达16毫米。

相比孩子，蠕形螨更喜欢成年人。所以，如果现在你没有感染这种寄生虫，那在将来的某个时候，它很可能会出现在你身上！然而，你永远看不到它，也不知道它是不是存在。

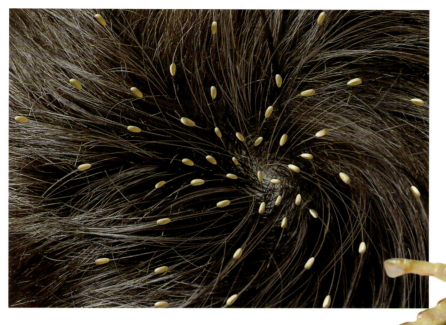

一个孩子头发的照片，
上面长了许多虱子卵，
叫作虱卵。（左图）
一只成年虱子的特写照
片（下图）。虱子腹部黑
色的东西就是血液。

Dr B's Tips

本内特博士的小建议

这是怎么了? 长了头虱。

这意味着什么? 头虱是一种芝麻大小的小虫子，它们的生活很简单。它们在人的头皮上爬行，像小吸血鬼一样吸食宿主的血液。成年虱子呈黄褐色或灰白色，有六条腿和小爪钩，能够抓着头发。雌虱在 30 天的寿命中产卵量可达 100 粒，它们把卵黏附在靠近头皮的毛干上。全世界的人都受到虱子的侵害，它们的存在已达几千年之久。人们甚至在埃及古墓中发现了木乃伊虱子！

为什么会痒? 当头虱在你的头皮上四处爬时，就会引起痒的感觉，这与其他虫子在你的皮肤上爬是一个道理。它们的叮咬并不会伤害你，也不会传播严重的疾病。瘙痒是人体对虱子唾液的反应导致的。

为什么会长虱子? 通过直接接触或共用帽子、梳子和毛刷等，虱子在人与人之间进行传播。

应该怎么办呢? 如果你头皮痒或者你班上有人长了头虱，学校的护士会检查你有没有长虱子。治疗虱子可以用头皮专用洗剂，或者采取机械的手段，比如用特殊的梳子来清除它们。

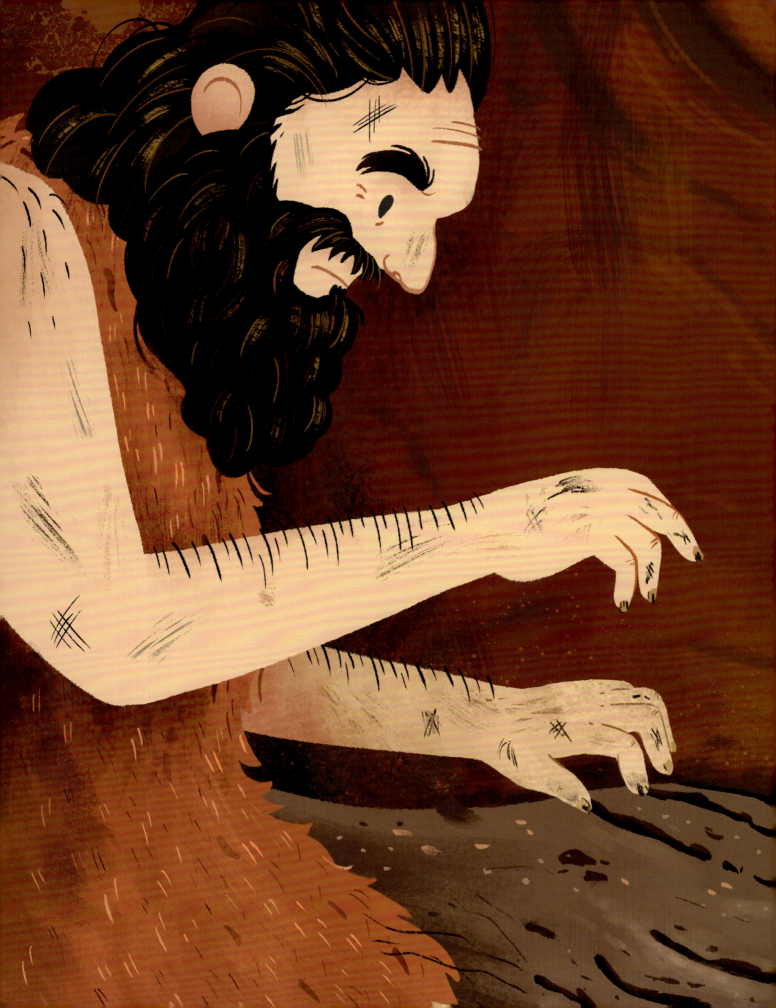

HARD AS NAILS

硬如指甲

在人类的祖先发明工具之前，人类要用自己的指甲来挖和抠东西。现在你不再需要指甲来挖东西了，但是它们仍然能派上用场：打开东西、捡拾物品，甚至是挠痒痒或者抠鼻子。

你的指甲

它们是什么？ 它们是人类的爪子。

它们长在哪里？ 你有 20 次机会在身上找到它们的下落。

它们有多大？ 这要看具体情况了。如果你喜欢啃咬它们，那你的指甲可能非常短。如果你是什里达尔·奇拉尔这样的人（见第 22 页 "究竟怎么回事儿？"），那指甲就会特别长。

它们有什么作用？ 指甲保护手指尖和脚趾尖，同时方便我们把东西捡起来。

指甲总动员

手指甲和脚指甲是由死亡的皮肤细胞构成的，就像表皮外层一样。表皮中含有一种坚韧的蛋白质叫作角蛋白。指甲比皮肤更坚硬，这是因为其中的角蛋白含量更高。角蛋白对于动物界其他成员而言非常重要。坚硬的马蹄、锋利的狮爪，这都要归功于角蛋白。

指甲（右上）、 马蹄（下） 和狮爪（右下）中都含有角蛋白。

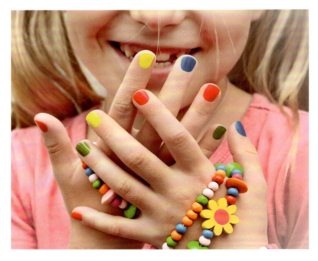

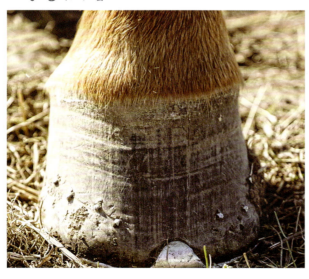

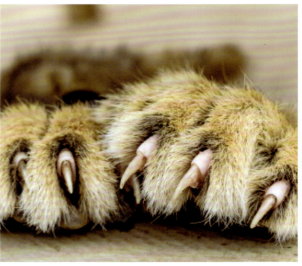

用指甲钩住它

指甲要比它们的外表看上去复杂多了。你通常会想到的那部分结构（我们有些人会在上面涂指甲油）叫作**甲板**。**甲基**位于甲板的下面，产生形成指甲的细胞。当新的指甲细胞产生时，它们会把甲板向前推。

剪指甲不痛的原因是甲板上没有神经。但是，如果你剪得太靠近指甲下的基质并且造成了损伤，会让你痛得"哎哟"叫。**甲半月**是最靠近指（趾）关节的月牙形白色区域，在拇指上最明显。

尽管指甲摸上去很光滑，但是放大后看，它们其实是由成千上万的重叠板块构成的。（见第 22 页）

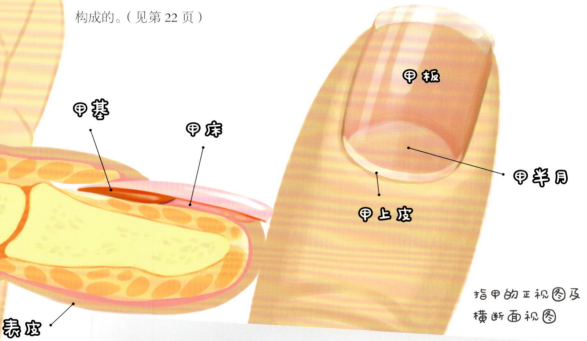

甲基

甲床

甲板

甲半月

甲上皮

表皮

指甲的正视图及横断面视图

Dr B's Tips

本内特博士的小建议

这是怎么了？ 喜欢啃指甲。

这意味着什么？ 啃指甲是一种很普遍的习惯，尤其是孩子。人们不清楚为什么啃指甲这么吸引人，几个世纪以来，父母一直唠叨着让孩子们别这样做。而很多爸爸妈妈不知道啃指甲其实是具有"家族遗传性"的。这就是说，如果你啃指甲，那很可能你父母中有一个人小时候也有这种习惯。即使真的是这样，啃指甲也不好。这样做会损伤牙齿的珐琅质，也可能引起手指感染。

"EWWW 这是真的"

蹼状的手指和脚趾叫并指（趾），现在我们来看看它们长什么样。手指或脚趾并没有相互分开，它们之间存在一片皮肤。大多数情况下，只有一两根手指或者脚趾会受到影响。蹼状趾通常不会对人产生多大影响，蹼状指则会影响写字、弹钢琴或挖鼻屎。大多数长蹼指的孩子都会在早期通过手术进行矫正。

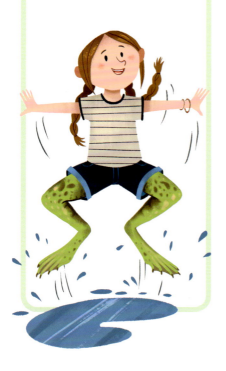

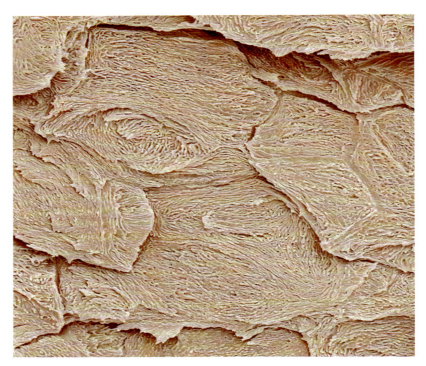

电子显微镜下的指甲

哎哟！

手指和脚趾总是不小心就受伤了。手指会被棒球棍打到、被锤子锤到，以及关门时被夹到。而脚趾则会被脚踩到或者被掉下来的东西砸到。

即使指甲上的损伤很轻微也会让人感到痛，这是因为甲床的神经非常敏感。如果损伤更为严重，指甲下就会出血，这个叫**甲下血肿**。

究竟怎么回事儿？

每个月手指甲生长的长度约为 3 毫米，这个速度是脚指甲的两倍。目前手指甲最长的纪录拥有者是一名印度人，叫什里达尔·奇拉尔。他从 1952 年开始留左手上的指甲，它们加在一起的长度大概有 9 米。

VOCAB LAB

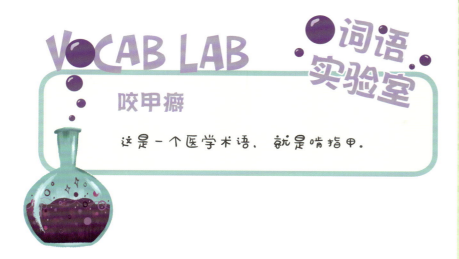

词语实验室

咬甲癖

这是一个医学术语，就是啃指甲。

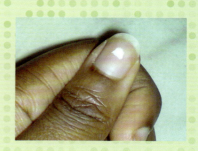

指甲下出血比普通的擦伤更痛，因为血液瘀积造成压力增大。在过去，医生们的治疗方法就是加热一枚回形针，推着它穿过指甲。多数情况下，这种方法是有效的，但是如果回形针不够热，它可能会卡在指甲里，指甲一不小心就会被拉断。哎哟！

现在，医生们使用了一种电池驱动装置，它的温度很高，能立即在指甲上烧出一个小孔。尽管这听起来很痛，但是随着血液从指甲下流出，病人马上就感觉好受多了。这样做并不痛，因为指甲里没有神经！

真真假假大挑战

指甲上长白点儿是喝牛奶不够引起的。

假的。事实和大多数人想的并不一样，指甲上有白点不是因为缺钙，而常常是因为生成新细胞的甲床出现了微小损伤。你的手指成天受到碰撞和挤压，大部分时间你甚至不会注意到是什么时候发生的。

Dr B's Tips

本内特博士的小建议

这是怎么了？ 嵌趾甲。

这说明了什么？ 嵌趾甲比嵌指甲更常见。趾甲长到脚趾的肉里就形成了嵌趾甲。出现这种情况时，脚指头痛得就像扎了根刺似的。嵌甲有时会出现感染，因为指甲穿透了皮肤，细菌就能顺势进入人体。

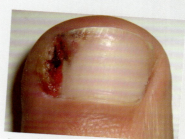

已经感染的嵌趾甲

应该怎么办呢？ 治疗嵌甲最好的方法就是从一开始进行预防。不穿太紧的鞋子，剪指甲（特别是脚的大拇指），这样才能让指甲生长开来。如果你的指甲嵌到肉里了，就得去看医生，因为出现感染后，你可能就要用抗生素了。

HEADS UP

抬头

...

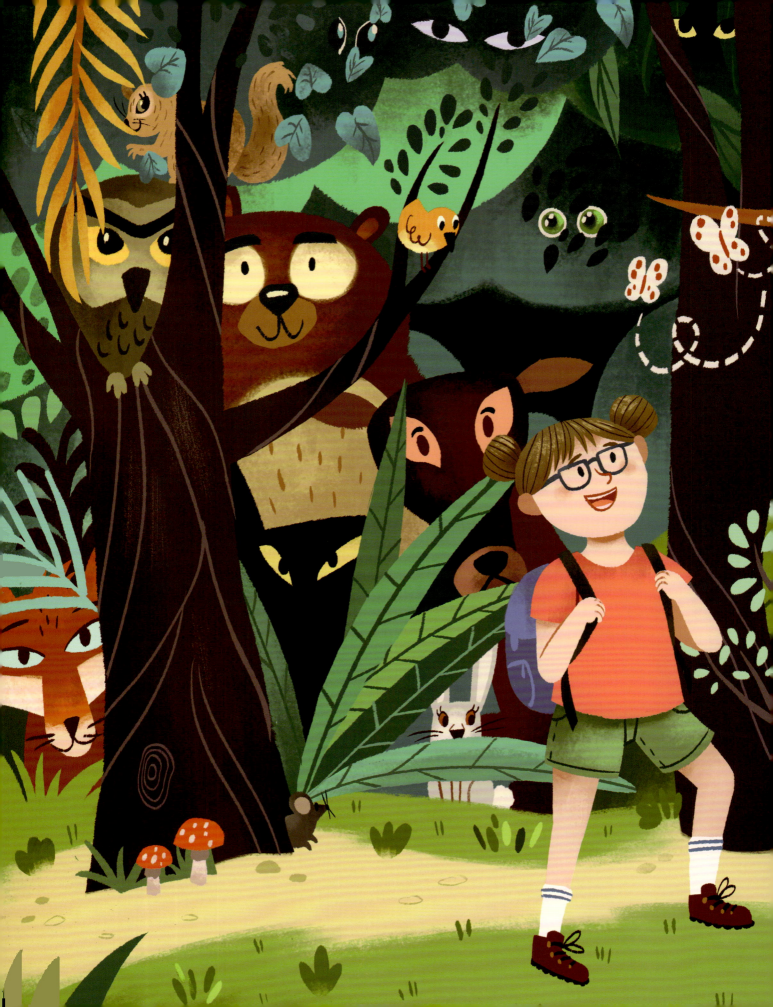

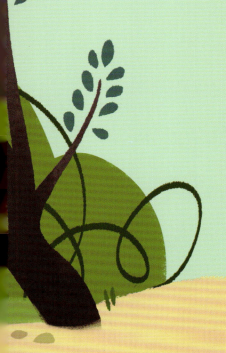

THE EYES HAVE IT

眼睛看得见

经过了数亿年的进化，眼睛的结构变得让人惊叹不已。研究人员认为，眼睛最开始是单独的一层感光细胞，能让原始的动物区分光亮与黑暗。随着时间的推移，它们演化为复杂的器官，可以感知环境中细微的动作、识别高度清晰的图像，以及辨认各种颜色。

你的眼睛

它们是什么？ 它们是一种球形的器官。

它们在哪里？ 它们在你的眉毛下面。

它们有多大？ 它们比乒乓球要稍微小点儿。

它们有什么作用？ 眼睛是通往世界的窗口。要是没有眼睛，你就不能接球、看书或者冲着某个人挤眉弄眼，就连不想在公园踩到狗屎也会变得很难！

在这儿看着你

由于眼睛藏在眼窝里，你并不能看到它们的大部分结构。**巩膜**是白色的部分，最容易看到；**虹膜**是彩色的部分；**瞳孔**就是眼球中央的黑色部分。

角膜覆盖在虹膜和瞳孔上面很难被看到，因为它是透明的。如果你从侧面看人的眼睛，你会看到角膜的圆顶状结构。但是角膜要变为透明的，就得做出牺牲——不长血管。由于缺乏血液供应，角膜需要从其他途径获得氧气和养分。氧气从空气中直接进入角膜，营养物质则来自在眼睛前部循环流动的**房水**。

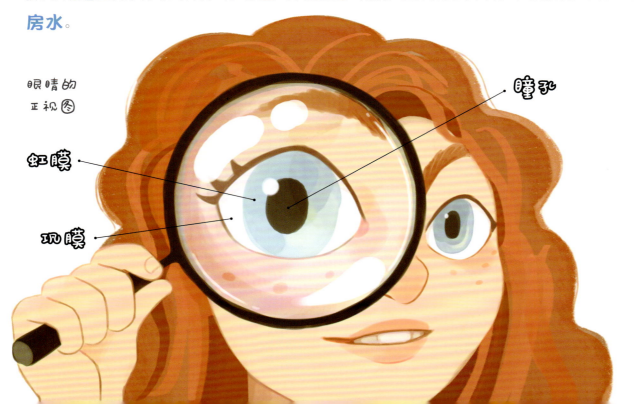

眼睛的
正视图

瞳孔

虹膜

巩膜

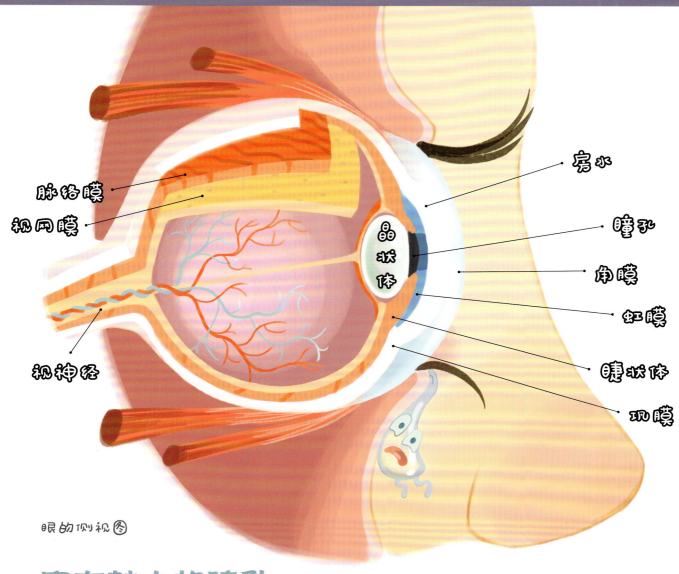

脉络膜

视网膜

视神经

房水

瞳孔

角膜

虹膜

晶状体

睫状体

巩膜

眼的侧视图

富有魅力的瞳孔

尽管虹膜十分漂亮，但它其实只是一块可以控制光线进入量的肌肉。瞳孔并不是一种组织，而是虹膜中央的一个开口。

眼睛有各种颜色，从棕色、绿色到蓝色不等。在多数情况下，虹膜的颜色并不单一，而有其他的色彩，形成了眼睛的整体"颜色"。棕色是世界上最常见的眼睛的颜色。

这里很黑

当你刚进入一间黑暗的房间时，你几乎看不见任何东西。几秒钟后，大脑给虹膜发信号，告诉它得让更多光线进入。这就是你在黑屋子里待了几分钟后才能看得更清楚的原因。如果你在黑屋子里用一束弱光对着别人眼睛看，你会发现他的瞳孔开得很大。

"试试
这个"

··

如果有人用光照射你的眼睛，你的瞳孔就会变小以保护视网膜。但这种反射是连带的。用光照射你的一只眼睛，你的两个瞳孔都会变小。这就像你的大脑预料到光会损害你的眼睛并提前把它们两个都给保护起来。你若想观察这种反射，可以找一个朋友来，让她把手放在鼻梁上隔开两只眼睛。用光照她的右眼，你会注意到瞳孔变小了。然后用光照她的右眼，这次只观察她左边眼睛的变化。是不是很有趣呢？

灵活的晶状体

相机里有一个镜头可以调节焦距，这样你用相机拍照，拍出的照片就不会模糊。眼睛**晶状体**的功能与之相同。根据你看物体的远近不同，**睫状体**会改变晶状体的形状，这靠的是其中的小肌肉，而不是齿轮。

坚韧的巩膜

巩膜是眼球的白色部分。这种组织非常坚韧，它给予眼睛外在的力量。**结膜**是一层薄薄的膜，覆盖在巩膜前面和眼睑内侧。因为巩膜是透明的，所以你通常看不见它。

视觉怎么传导？

视网膜是眼睛的感光部分，能让你看见物体。光线照射在视网膜上时，会刺激感光细胞，即**视杆细胞**和**视锥细胞**。这两种细胞受到刺激后，它们会产生冲动并传递给视网膜上的神经细胞。然后神经冲动沿着**视神经**传递到大脑的视觉中枢，它再把神经冲

**究竟
怎么回事儿？**

巩膜里有一层组织叫脉络膜，它的颜色接近蓝色。如果你有一个小妹妹，就可以比较一下你和她的巩膜颜色的差别。你发现有什么不同之处吗？婴儿眼睛的白色通常略微带有一点儿蓝色。原因就是婴儿的巩膜比较薄，所以脉络膜的蓝色就显露出来了。

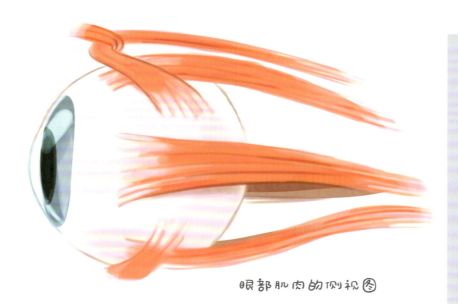

眼部肌肉的侧视图

动转化为我们所看到的物体。

图像首先在晶状体的聚焦作用下反转，然后再到达视网膜。

幸好大脑会自动调整图像信号，否则这个世界看起来就是颠倒的了。

视杆细胞对颜色无反应，但是对光非常敏感，能让你在黑暗环境中看得见。视锥细胞对三种不同波长的光有反应：红色、绿色、蓝色。如果某人是色盲（见第184页），那他的视锥细胞就没办法对特定波长的光做出反应。

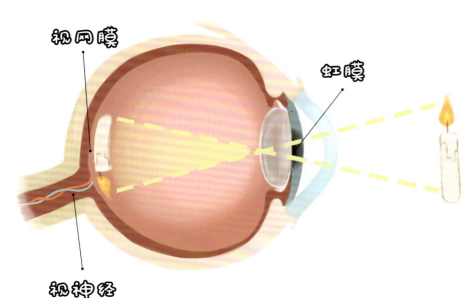

视网膜

虹膜

视神经

图像聚焦于视网膜的侧视图

究竟 怎么回事儿？

每只眼睛拥有六块肌肉控制其运动。这样，你就可以朝着上、下、左、右及它们之间的各个方向看。眼睛的运动能让你不必转头就可以从左边转180度看到右边。猫头鹰的眼睛虽然固定在眼窝里，但它们却有270度的视角。它们是怎么做到的呢？原来它们有14块颈椎（你有7块），头部活动范围就比较大。

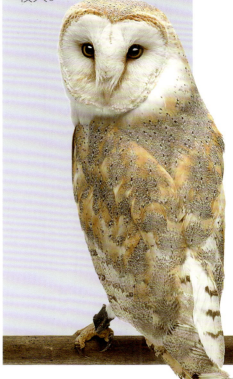

"EWWW 这是真的"

麦粒肿是指睫毛根部出现细菌感染。除了眼睛红肿外，你还可以在睫毛根部看到脓点。这种情况并不严重，如果你每天热敷两次，连续几天之后它一般就会消退。但有时候需要用抗生素来控制感染。

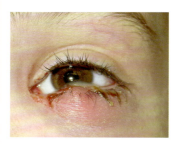

下眼睑的麦粒肿

关闭船舱

有三种结构保护着你的眼睛。眉毛的作用是防止汗水模糊视线，睫毛挡住了有可能进入眼睛的异物，迅速眨动的眼睑能保护眼睛免受手指、棍棒和其他飞溅的物体带来的伤害。

眼睛有一道额外的屏障——眼泪。眼睑后面的泪腺非常微小，眼睛的外上方则有两个较大的泪腺。泪腺源源不断地产生眼泪，从而保持眼部的湿润。如果有东西进入你的眼睛或者你很伤心时，泪腺就会疯狂地产生泪水，冲洗你的眼睛。

泪水完成使命之后就得排出去，要不然你的脸就会像溢水的马桶一样。幸运的是，你拥有一套管道系统，它能把泪水引流到鼻腔。

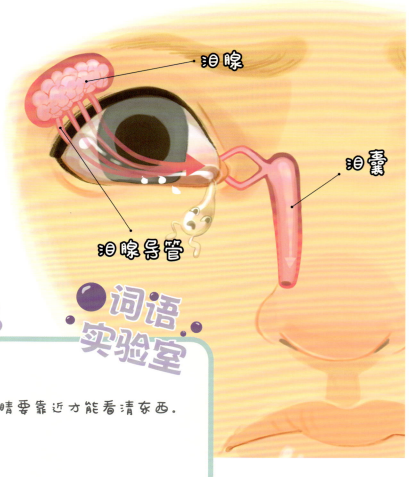

泪腺　泪囊　泪腺导管

VOCAB LAB 词语实验室

近视

医学术语，指眼睛要靠近才能看清东西。

远视

医学术语，指眼睛要离远才能看清东西。

你能看见我吗?

如果你近视了,这就意味着近处的东西你能看得非常清楚,但是远处的东西就比较模糊了。远视正好相反:在远处的东西你能看得很清楚,但近处的东西是模糊的。究其原因,与你眼睛的形状有关。眼镜能将光线重新聚焦在视网膜上,从而解决了上述问题,这样你就能看得清楚了。

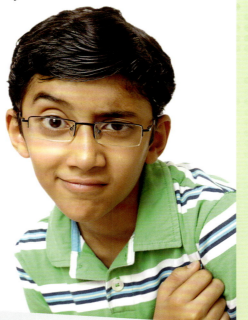

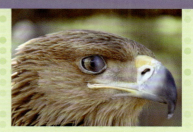

真真假假大挑战

有些动物有第三眼睑。

真的。很多动物都有第三眼睑,又叫**瞬膜**。这个透明膜从一边移动到另一边,而非上下移动。它的功能仍然是保护眼睛。对于两栖动物和潜水鸟类而言,当它们在水下时,瞬膜就成了一副护目镜。

Dr B's Tips

本内特博士的小建议

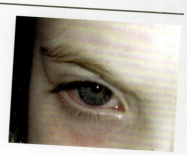

这是怎么啦? 结膜炎,又叫红眼病。

它是什么样子的? 在大多数病例中,眼白部分略呈粉红色,但有时眼睛会变得通红,而且睫毛上有黄色的脓液。

怎么会得这个病? 红眼病很常见。它呈现出粉红或通红的颜色是因为结膜上的血管因炎症而扩张。红眼病通常是感染引起的,但也可以是由过敏或刺激,如游泳池中的氯造成的。

应该怎么办呢? 我们通常采用滴眼液治疗结膜炎。爸爸妈妈会把你的下眼睑往下拉,然后把一滴滴眼液滴入你的眼睛。大多数小孩子讨厌这样做,所以这儿告诉你一个简单的方法。躺下,闭上眼睛。让你妈妈或爸爸在两个眼睑和鼻子的交界处滴两滴。眨三次眼睛,这样滴眼液就能进入你的眼睛了。如果晚上眼睛分泌出很多黏糊糊的东西,那你早上就可能睁不开眼睛,需要用温暖、湿润的敷料放在眼睑上敷几分钟。

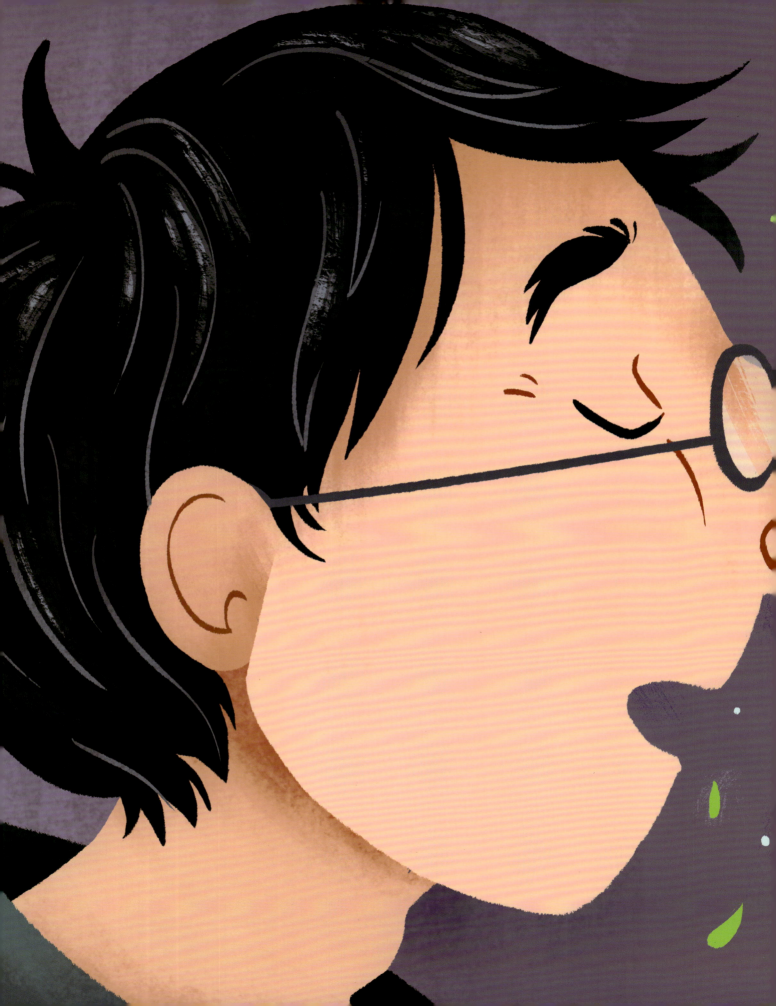

GETTING NOSY
鼻子变大了

鼻子有很多俚语称谓，特别是与它的大相关：大鼻子、鹰钩鼻、长鼻子。不管你叫它什么，它的作用绝不仅仅是托举起你的眼镜。

你的鼻子

它是什么？ 它是含有骨嵴的肉状凸起。

它在哪儿？ 它在你的脸部中央。

它有多大？ 鼻子的大小和形状各异。有些人觉得他们的鼻子太大了，而另外一些人则认为它长得特别小。金凤花姑娘[1]则觉得她鼻子的大小刚刚好！

它有什么作用？ 你通过鼻子呼吸、闻味道，在无聊时甚至可以选择挖鼻子来打发时间。鼻子也是你对抗空气中的细菌和其他脏东西的第一道防线。

深吸一口气

在你吸气时，空气就进入鼻孔，通过鼻腔将氧气输送到肺部。在此过程中，空气会经过一个叫**鼻甲**的粉红色肉质区。鼻甲能温暖和加湿空气，从而使敏感的肺保持在一种舒适的状态。鼻甲就像鼻子里柔软、潮湿的散热器。你的每一侧鼻腔中各有三个鼻甲。

"试试这个"

鼻子会影响发音，因为在讲话时空气会经过鼻孔。比较一下不捏鼻子和捏着鼻子时说"南"这个字，你就能感受到这一点。你有没有注意到，鼻孔堵起来后，讲话声中鼻音更重了。这正是因为你用手指阻断了空气的流动。

---

1 金凤花姑娘（Goldilocks）：美国传统的童话角色，由于金凤花姑娘喜欢不冷不热的粥、不软不硬的椅子，总之是"刚刚好"的东西，所以后来美国人常用金凤花姑娘来形容"刚刚好"。

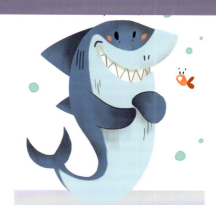

难闻的味道

　　鼻子的另一个作用，当然就是：闻味道。鼻腔顶部有 600 万个能探测味道的细胞。这些细胞对你吸入的空气中的味道进行检测，并将这些信息传送到大脑中一个叫**嗅球**的区域。你可以把它想象成一个气味（嗅觉是"气味"的科学称谓）工厂。

　　"600 万"这个数字看起来已经很大了，但是狗竟有 3 亿个嗅觉受体！现在你应该能明白，为什么狗能出色地找到失踪的人，而人却不擅长找到丢失的狗了吧。

　　鼻子在味觉方面也有重要的作用，因此你感冒的时候，会觉得食物的味道尝起来很奇怪。

究竟怎么回事儿？

如果你用手指推一推鼻尖，你会感觉到它既坚固又灵活。这是因为鼻子的末端是由**软骨**构成的，它是一种牢固且有韧性的组织。你的耳朵、气管和部分关节结构中也含有软骨组织。鲨鱼的整个骨架是由软骨构成的，这样看来，你和鲨鱼还有些共同点呢！

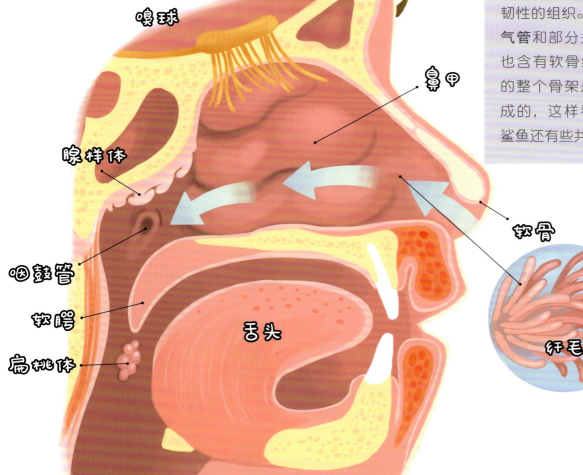

嗅球

腺样体

咽鼓管

软腭

扁桃体

鼻甲

软骨

纤毛

舌头

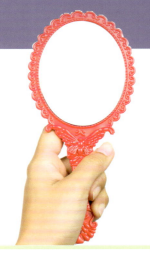

生成（漂亮的）黏液

你兢兢业业的鼻子还有更多的功能。一般来说，你看不见吸入的空气里的任何东西，但空气里却充满了超级小的微粒，如灰尘、霉菌、动物的毛发、微生物（细菌）和其他一些东西。你的鼻子的职责正是防止这些东西进到肺里。鼻孔里的毛发和鼻腔的黏液会困住这些东西，就像几百万年前沥青坑困住了恐龙一样。

你的鼻腔内衬有绒毛状微小的结构，叫作**纤毛**。它们动力十足，每秒钟摆动次数达到 12 至 15 次，驱动黏液向喉部流动。每天你都会咽下一两杯的鼻涕，而你竟然毫不知情！一旦黏液进入了胃，胃酸就会杀死任何可能存在的细菌，从而防止你生病。

并不是所有的鼻腔黏液都会被你咽下去。有些黏液在鼻孔里变干了，跟你猜到的一样，它们成了鼻屎。尽管鼻屎让人感到恶心，但它们不过就是空气中的颗粒和黏液的混合物而已。

> ## "EWWW 这是真的"
>
> 要想看到鼻毛，最好的办法就是对着镜子把鼻尖向上推。你也可以看一下你爸爸的鼻子，因为成人的鼻毛比小孩子的多。好恶心呀！

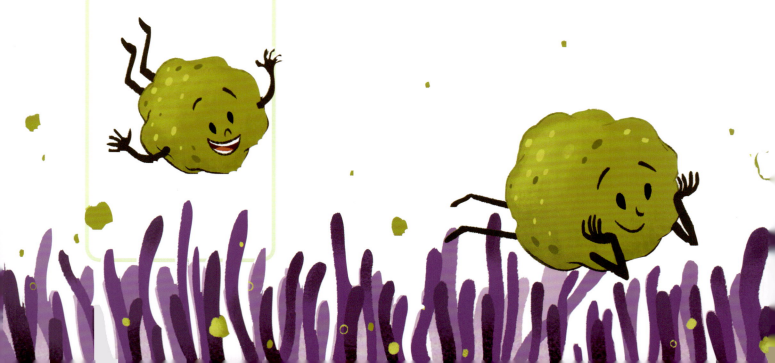

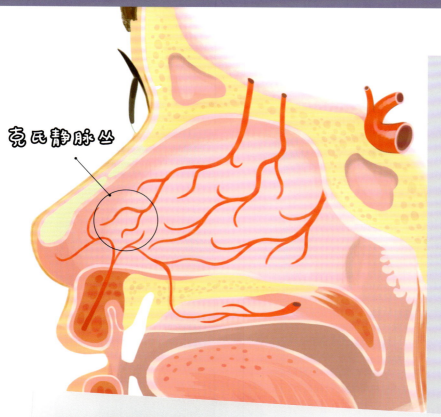

克氏静脉丛

究竟怎么回事儿？
———

感冒的时候你的声音听起来很奇怪，因为你的鼻甲变肿了，气体不能在鼻子里轻易流通，所以呼吸、讲话和闻东西都会受到影响。这也意味着感冒有一个好处：你不大可能闻到你弟弟的臭屁了！

Dr B's Tips
本内特博士的小建议

哪里不舒服？鼻子出血了。

怎么会这样呢？鼻中隔是把两个鼻孔分隔开的一块软骨，它有一个弱点，那就是位于鼻中隔前部的一组血管，叫克氏静脉丛。寒冷、干燥、损伤，还有挖鼻孔时，克氏静脉丛很容易就会破裂。如果你流鼻血了，多数情况下血液是从这里流出来的。

应该怎么做呢？止鼻血的最好方法是捏着鼻孔 10 分钟，同时头向前伸。在此期间可别偷偷看鼻血是不是已经停了。再过 5 分钟后，放开你的鼻孔，别碰它，保持一个小时左右。要不然鼻子就会再次出血。

应该怎么预防呢？冬天的时候，卧室内要保持一定的湿度，你还可以在鼻中隔上涂抹薄薄一层湿润黏稠的物质，比如凡士林。

真真假假大挑战

如果你试图抑制打喷嚏，脑子就会爆炸。

假的。如果你打喷嚏时捏住鼻孔，你的脑浆并不会在房间里喷得到处都是。但是，这样做可能会引起其他问题。由于喷嚏的压力无法从鼻子里释放出去，它就会通过咽鼓管（见第 37 页）对你的耳朵施加很大的压力。因此，尽管你的脑子很安全，但你的鼓膜就不一定了。

超级大喷嚏

打喷嚏是鼻子把黏液或异物排出的一种反射。气体和成千上万滴细小的黏液从鼻孔里喷出来，速度非常快，在空气中的射程可以达到 1 到 7.5 米远！任何随喷嚏喷出的细菌都有可能传染给别人，导致他们生病。所以，不管你是打喷嚏还是咳嗽，最好把鼻子向内对着胳膊肘。

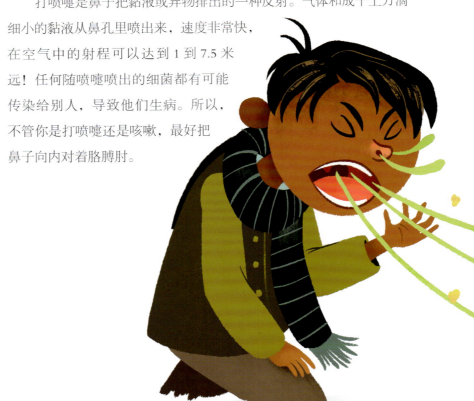

Dr B's Tips

本内特博士的小建议

哪里不舒服？ 你感冒了，喉咙沙哑而疼痛，还流着鼻涕。

为什么会这样呢？ 引起感冒的病毒有几百种，你碰上了其中一种。

应该怎么做呢？ 有好多感冒药能缓解感冒症状，但是作用不明显，特别是对于 12 岁以下的孩子而言。最好的办法就是休息。如果能吃东西就吃一些，但是即使你不口渴也要多喝水。退烧药和止痛药有助于缓解感冒伴随而来的疼痛。吃一匙蜂蜜或喝点儿蜂蜜茶可以暂时缓解喉咙痛（但一定不要给 1 岁以内的婴幼儿喂食蜂蜜）。

应该怎么预防呢？ 避免接触任何感冒病毒是不可能的。但是，从学校回到家后或者吃饭前洗洗手是能预防感冒的。不与同伴共用水杯也是不错的方法。

VOCAB LAB

词语实验室

挖鼻癖

这个词是指过度挖鼻子的坏习惯。

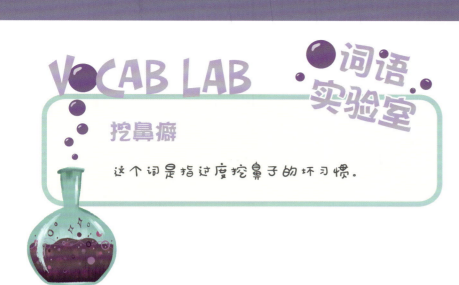

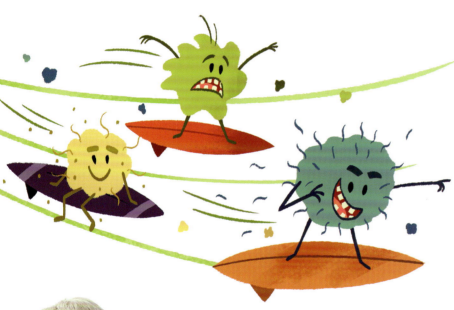

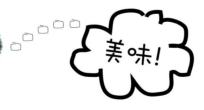

美味!

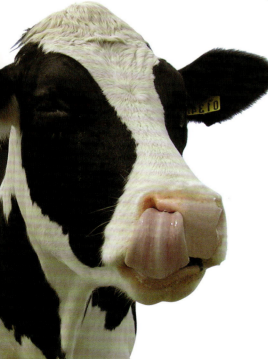

你是动物!

有些动物会像人一样得感冒,但它们可没法用纸巾擦鼻涕。不过幸好,它们还有其他擦鼻涕的方式。

真真假假大挑战

鼻涕火箭是指人们在不方便使用纸巾的时候,从鼻子里喷出的一团黏液。

真的。你有没有见过某个在跑步或者骑车的人用他的食指堵住一个鼻孔再从另一个鼻孔把鼻涕擤出来?如果你还没见过这项特殊的体育运动,那你可以去人们慢跑的小路上观摩鼻涕飞溅的场景(跑步者和骑车的人之所以这样做,显然是因为他们不想停下来用标准的方法来处理鼻涕)。

发射鼻涕火箭最常见的副作用就是会把那些碰巧看到你在干这件事儿的人给恶心到。第二大常见的副作用是,这一道鼻涕可能会反过来落到慢跑者自己的身上去。最后一点,鼻涕火箭有可能在空中飞着飞着就击中了某位无辜的路人。所以,谁说跑步很无聊呢?

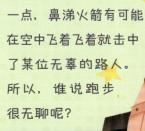

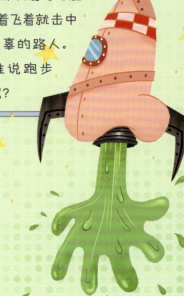

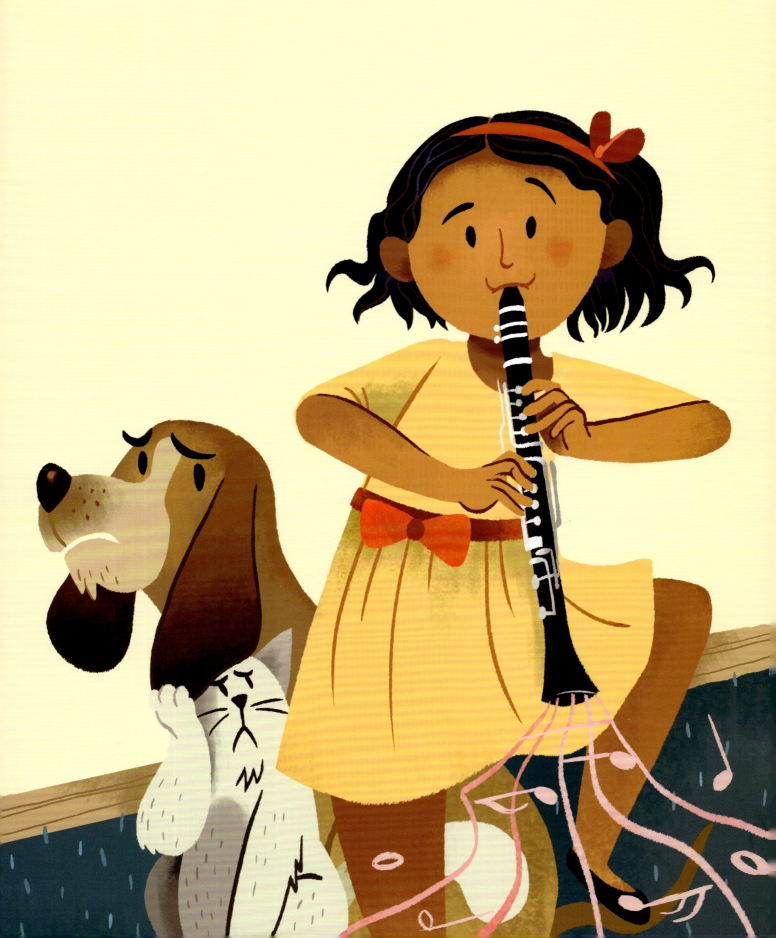

PLAY IT BY EAR

发挥耳朵的作用

耳朵有什么作用呢？这还得看你问的是谁，或者你问的内容。如果你咨询听力专家，他们会说耳朵有助于捕捉声音，让你能听得清楚；如果你询问大象，它们可能会说，在炎热的下午来回摆动耳朵可以帮助它们凉快下来；如果你问猫，它们可能会说耳朵是用来抓老鼠的。

你的耳朵

它是什么？ 耳朵像一套乐高积木，它有许多能活动的部分，包括外耳、中耳和内耳。跟乐高积木有所不同的是，你不会把它放错位置。

它在哪里？ 耳朵位于头的两侧，它的位置恰到好处。这个部位长得很特别，它的医学名称是耳廓。中耳和内耳就在你头内侧几英寸的位置。

它有多大？ 绝大多数人的中耳和内耳差不多大，外耳的大小则要看具体情况了。有些人耳朵比较小，而有些人耳朵比较大。在人的一生中，外耳会以非常缓慢的速度不停生长。所以有的爷爷奶奶的耳朵显得非常大！

它有什么作用？ 外耳将声音传入中耳，中耳将声波从耳膜传递到内耳，内耳把声波转换成神经冲动，这样你就能听见声音了。

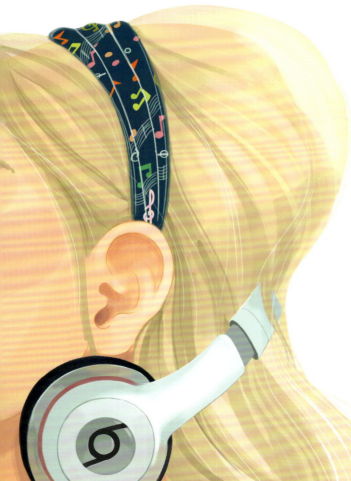

外耳

外耳包括耳廓和耳道。声音沿着耳道传递到鼓膜，偶尔也会有昆虫沿着耳道爬进去。

大多数哺乳动物可以通过转动耳朵来定位声音。食肉动物通过转动耳朵来寻找被捕食者，而猎物也会通过转动耳朵以避免让自己成为别人的盘中餐（虽然有些人能让他们的耳朵动起来，但这更像是聚会时可以玩的小把戏，而非实用性的技能）。

耳廓主要由软骨（见第 37 页）构成，所以它没有骨头那么坚硬；另外，它的表面覆盖着皮肤。耳道长约一英寸，它的外三分之一是软骨，内三分之二是骨性成分。

耳道的内层除了油脂和汗腺外，还有耵聍腺，这种腺体在你身体的其他任何部位都不存在。这是好事，要不然你的腋窝中分泌出耵聍，那就很尴尬了！

中耳

中耳大约有一粒 M&M'S 花生豆那么大。它的组成包括**鼓膜**和三块小骨，即**锤骨**、**砧骨**和**镫骨**。中耳的作用是把声音从鼓膜传递到内耳并进行放大。

鼓膜是由一种特殊的皮肤构成的，周围有一圈软骨环。如果你通过**耳镜**观察鼓膜，就会发现它像毛玻璃一样是半透明的。

当声音传递到鼓膜上时，它产生振动。这些振动会传递给中耳的骨头，然后这些听小骨把信号传递到内耳。在内耳，振动转化为神经信号，经大脑分析，形成声音。

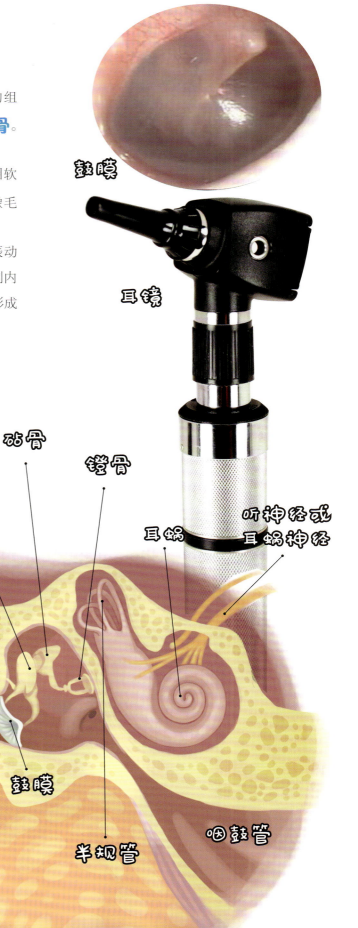

鼓膜

耳镜

耳廓

锤骨

砧骨

镫骨

耳蜗

听神经或耳蜗神经

耳道

鼓膜

半规管

咽鼓管

"EWWW 这是真的"

在19世纪80年代唇膏被发明之前，人们用各种产品来应对嘴唇干裂的情况：蜂蜜、甘油、从芦荟中提取出的油，还有——请听好了——**耳屎！**

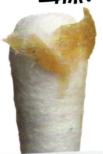

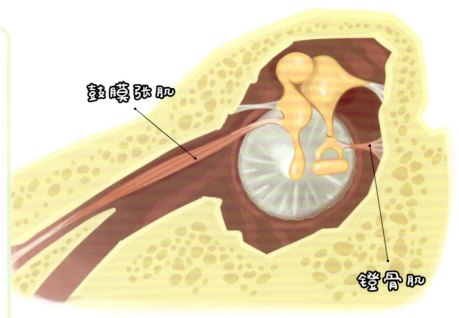

鼓膜张肌

镫骨肌

中耳内视图

举重

鼓膜张肌和**镫骨肌**是人体内最小的两块肌肉。它们附着于锤骨及镫骨上，通过收缩对声音做出反应。这样一来，它们就能减少中耳的骨的运动，并保护内耳。

Dr B's Tips

本内特博士的小建议

这是什么？是耳屎。

为什么你会长这个东西？每个人都有耳屎。有的人长得多，有的人长得少。耳屎可以是片状的、黏糊糊的或者硬硬的。除了能保护耳道内壁，耳屎还可以防止异物突然掉进耳朵。医生从小孩子的耳朵里取出过一些特别奇怪的东西，包括塑料珠子、蜡笔和小片状的膜等。

如果耳屎太多你该怎么办？关于耳屎最重要的是，你（和你的父母）不要试着用棉签或其他小东西来清理它。如果你试图这样做，通常会导致耳屎进入耳道更深处或者戳到不想戳的东西。想象一下，如果挖耳朵时你踩到了猫尾巴，你就可能会不小心把耳道或者鼓膜给戳伤。

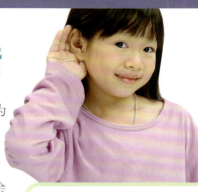

呀，我的耳朵里有泡泡的声音

你有没有发现，当你坐车从高处下山时，耳朵会疼？这是因为随着汽车驱向山底，气压会增加。这种压力的变化不会影响你的眼睛、鼻子或脚，但它会让你的鼓膜感到不舒服。当外界空气压力增大时，它会推动鼓膜，使之向内移动。反过来，如果你坐车上山也会发生同样的情况，但这时候鼓膜痛是因为它被推向了外侧。

吞咽有助于缓解疼痛，因为你的中耳有一道"安全阀门"，叫咽鼓管。吞咽时，管道开放，中耳与咽喉连通。这就平衡了咽鼓管两侧的压力。这时候，你就会有一种"泡泡破裂"的感觉。

"试试这个"

在别人讲话时，你分别把手放在耳朵后面和不放在耳朵后面听。当你把手放在耳朵后面时，别人的声音听起来会响亮些。这展示了外耳收集声音的原理。

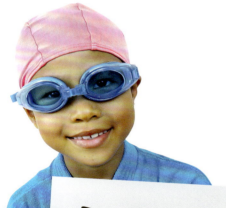

Dr B's Tips

本内特博士的小建议

这是怎么了？ 游泳性耳病。

为什么会得这种病？ 多数孩子喜欢游泳和在水里玩。即使你不潜水，水也能进入你的耳朵。如果水在耳道里残留时间过长，它就会溶解耳垢，营造一个适于细菌生长的湿润环境，并且引起耳道感染。游泳性耳病的诊断很容易。因为外耳道的外侧部分是软骨，所以拉耳朵会引起耳道的移动，造成损伤。这种情况非常多见。即便你的耳部经常感染（见第 49 页），转动耳朵也不会让你觉得痛，因为中耳位于头的深处。

应该怎么做呢？ 治疗措施包括远离水域一段时间，向发生感染的耳朵里滴一些药水消肿，并杀死引起感染的细菌。当你在游泳池里嬉戏时，要把水从耳道中排出来，这样做能预防游泳性耳病。你把头歪向一侧，跳几下，水就会从耳朵里流出来了。药房也会卖一些特效药，能让水更容易排出。

真真假假大挑战

听的声音太响会损害听力。

真的。你的父母会在你看电视或者听音乐时让你把音量调小点儿，这时候你可能听不清他们在讲什么（哈哈），但他们这样做是对的。巨大的声响会损伤耳蜗的毛细胞。有时这种情况是一过性的，比如你突然听到一声巨响后出现耳鸣，它会持续几个小时。但是时间久了，就会导致永久性的听力丧失。

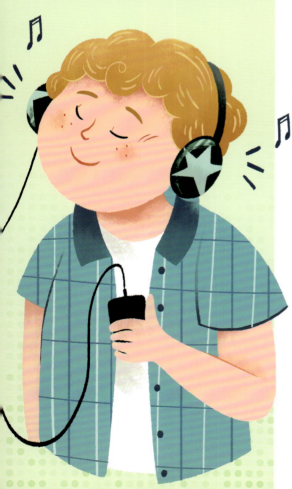

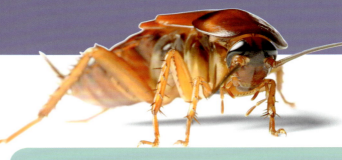

真实的故事

有一天，一名 4 岁男童来到急诊室，说他耳朵很痛。医生对他进行检查，她没有看到红肿的鼓膜，而是发现耳朵里有一只蟑螂在盯着她看。医生们都经过了训练，在这些情况发生时能够保持镇定，因此她告诉男孩的父母说他的耳朵里有一只小虫子。最后医生把油注入男孩的耳道，杀死了蟑螂，然后用水把死虫子给冲出来了。

内耳

内耳由**耳蜗**和半规管组成。耳蜗将空气振动转化为神经信号，大脑再做分析，得到声音。半规管与平衡有关（见第 181 页《感觉就对了》）。

耳蜗的形状如海螺的外壳。它有一个惊人的结构叫**柯蒂氏螺旋器**，它里面有长满特殊毛细胞的管道和一种叫**内淋巴**的液体。当镫骨振动时，压力波传入耳蜗。然后毛细胞来回摆动并引起神经冲动，把信号传递到脑的听觉中枢。

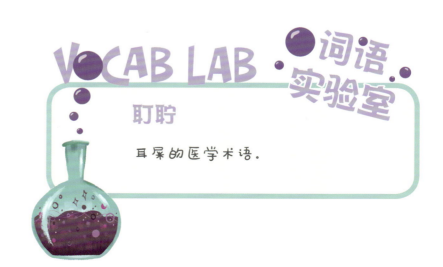

VOCAB LAB 词语实验室

耵聍

耳屎的医学术语。

我的耳朵痛！

当你感冒时，液体就会在中耳鼓膜后面积聚。这就是你得普通感冒或流感时感觉耳塞的原因之一。大多数情况下，一旦疾病痊愈，液体就会通过咽鼓管排出。有时，细菌会进到这里，引起耳部感染。这种情况下，鼓膜变红、中耳化脓。脓液使鼓膜向外凸出，引起疼痛。

如果耳朵感染足够严重，耳膜就会破孔，脓液有可能流入耳道。实际情况并没有听起来这么严重。如果因为被东西戳了一下，或被人打了一耳光，导致鼓膜破损，那么它可能无法正常愈合。但是如果鼓膜是因为感染而破的，它基本上都能自行愈合。这类似于水疱破了之后愈合的过程。

以前人们经常用抗生素治疗耳朵感染。医生们现在知道很多感染会自行消失，所以他们通常会给孩子止痛药直到感染消退。如果感染一直持续或者幼儿发生感染，医生们仍然会使用抗生素。

这里堵了

当耳部感染消退时，液体可能在中耳滞留数周或更长时间。如果液体持续存在了好几个月并且引起听力问题，医生们有时会建议在鼓膜上放置很小的塑料管。这样做有利于引流并能防止进一步的耳部感染。负责此项操作的医生是耳鼻喉科医生。耳引流管通常会在大约一年后脱落。

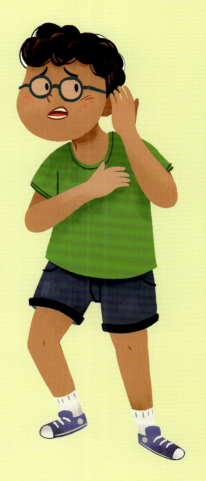

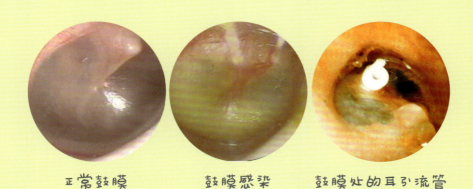

正常鼓膜　　　　鼓膜感染　　　　鼓膜处的耳引流管

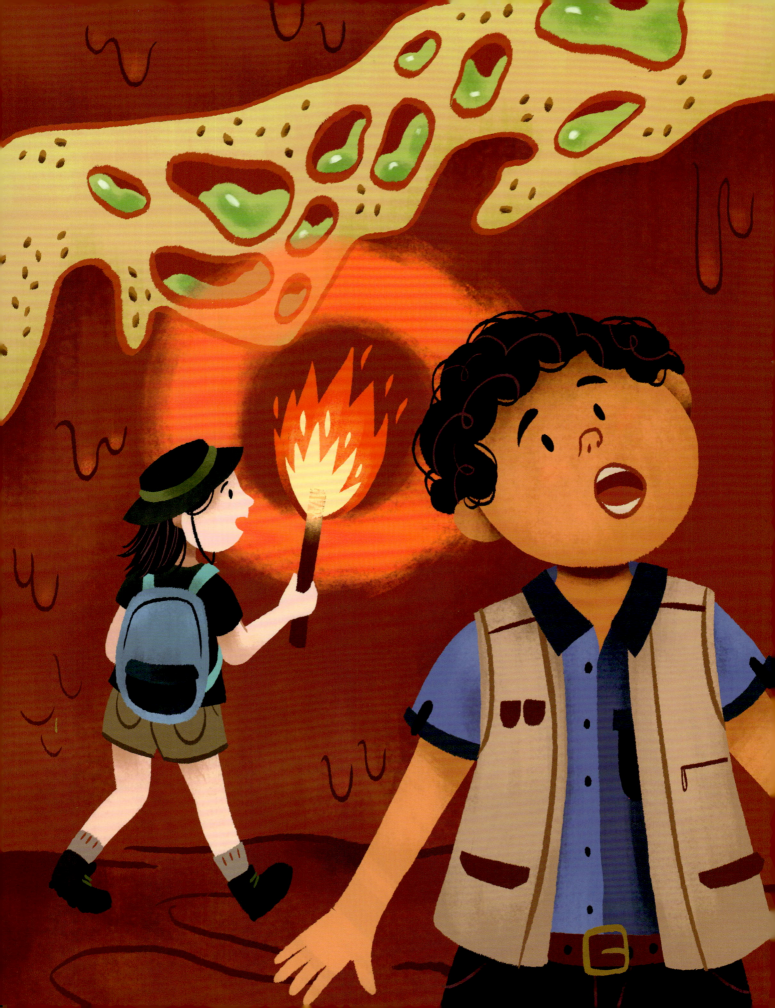

PLUSSES ABOUT SINUSES

鼻窦的好处

人体内到处是神秘的管道、复杂的结构和细小的通道。鼻窦像山洞一样隐藏在面部和颅骨之中。鼻窦里面并不是钟乳石和蝙蝠的粪便，而是许许多多的黏膜和微绒毛结构，它们能清除多余的黏液。

你的**鼻窦**

它们是什么？ 它是你脸部和头部骨头里充满空气的腔隙。

它们在哪里？ 它在你的脸颊、鼻梁、前额和眼睛后面。

它们有多大？ 最小的像豌豆一样大，最大的有草莓那么大。

它们有什么用？ 没有人知道确切答案（见第 53 页）。

小心，别滑倒了

鼻窦是骨性的洞穴状的结构，它们自鼻腔向内部延伸。它们的内面衬有看起来像细小毛发一样的纤毛，以及与鼻子中一样的组织。连接鼻窦和鼻腔的微小开口叫**窦口**。积在鼻窦中的各种液体或黏液会经过窦口排入鼻腔。想象一下放掉浴缸里的水的过程，这样你就能知道鼻窦的工作原理了。当然，从鼻窦中排出液体或黏液的速度会慢得多。

刚出生时，你的鼻窦并没有完全发育好，但是等到青少年时期，你就会拥有四对鼻窦。

- **上颌窦**在颧骨旁边
- **筛窦**在鼻梁旁边
- **额窦**在额部，靠近眼睛
- **蝶窦**在鼻子后面

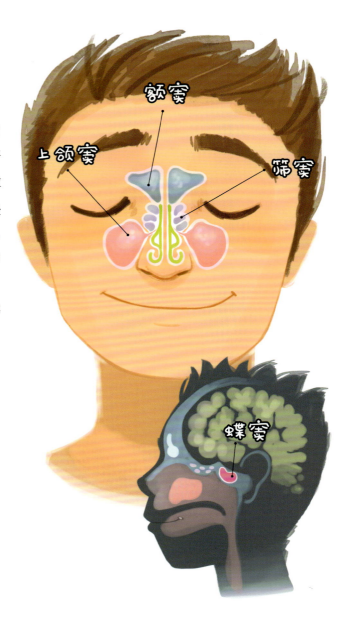

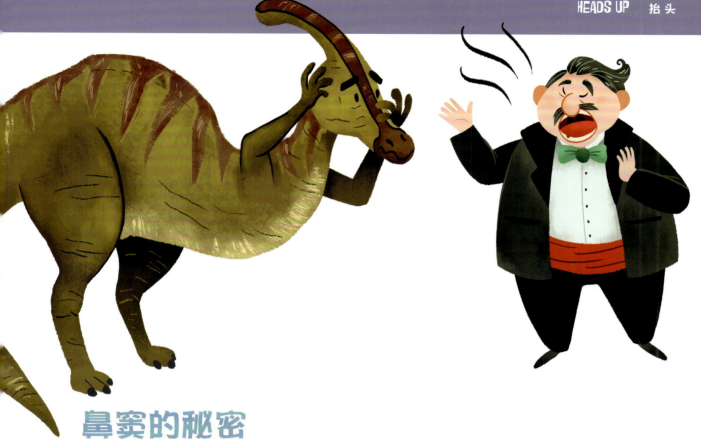

鼻窦的秘密

关于人类为什么会有鼻窦的理论有很多，以下介绍其中的三种。

理论1：鼻窦可能影响你的音色。这与古生物学家提出的关于为什么某些恐龙头部有大的骨性结构的理论类似，即它们会影响恐龙发出的声音。

理论2：鼻窦像隔离层，有助于加热吸入的空气。通过鼻窦、鼻甲可以使进入你肺部的空气变得暖和些。

鼻窦发挥了隔离层的作用，这一点毋庸置疑。鸟类梳理羽毛、哺乳动物清理皮毛的原因之一就是使其蓬松（充气）。这有助于控制体温。对于鸟类而言，这也有助于它们飞行。

理论3：鼻窦使头部重量减轻，这是因为面部骨骼中所含的是充满空气的腔隙而非实实在在的骨质。成人的头平均约4.5千克重，有一个小保龄球那么大。假使你的鼻窦都是实心的，那你很难转动头。

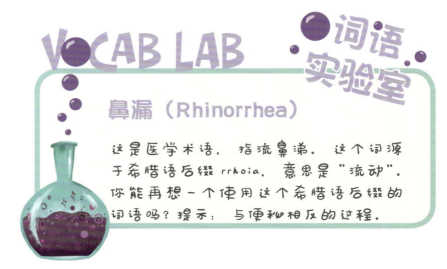

VOCAB LAB 词语实验室

鼻漏（Rhinorrhea）

这是医学术语，指流鼻涕。这个词源于希腊语后缀rrhoia，意思是"流动"。你能再想一个使用这个希腊语后缀的词语吗？提示：与便秘相反的过程。

真真假假大挑战

吃鼻屎会让你生病。

假的。无论如何，你吃你自己的鼻屎肯定是不会生病的！要知道，鼻屎只是人体产生的干了的黏液，其中混合着飘浮在空气中的灰尘和其他微粒。吸鼻子和鼻纤毛的运动会把鼻涕推向喉咙口，这样你每天就会吞下 2 杯黏稠的鼻涕。所以，尽管鼻屎可能没有资质成为富含营养的零食，但它们也绝不会让你生病。吃朋友的鼻屎理论上也不会使你生病，除非他自己也要生病了，在这种情况下，他的黏液可能会传染疾病。但是吃其他人的鼻屎肯定会对你的社交生活带来负面影响！

啊，我不能呼吸了

关于鼻窦有一点是大家公认的。尽管鼻窦有重重屏障，但如果你感冒了，鼻窦就会出现感染。液体停止流动后可能会出现感染，这在其他疾病中也是如此。有一些理论可以用来解释为什么鼻窦会发生这种情况。首先，窦口或者说排水孔很小，一旦它们肿了就不能发挥作用了。你可以想象一下排水管被头发堵住后水流减速的情形。

上颌窦在设计上存在一处缺陷——窦口位于顶部而非底部。这就导致清理上颌窦更像是把水从井里抽出来而不是从浴缸里排出去。幸而你鼻窦内的纤毛会加班加点地工作，把黏液往顶部推。然而，由于感冒病毒会损伤纤毛，感冒这个阶段，鼻窦就会出现感染，使得黏液滞留在鼻窦中排不出去了。

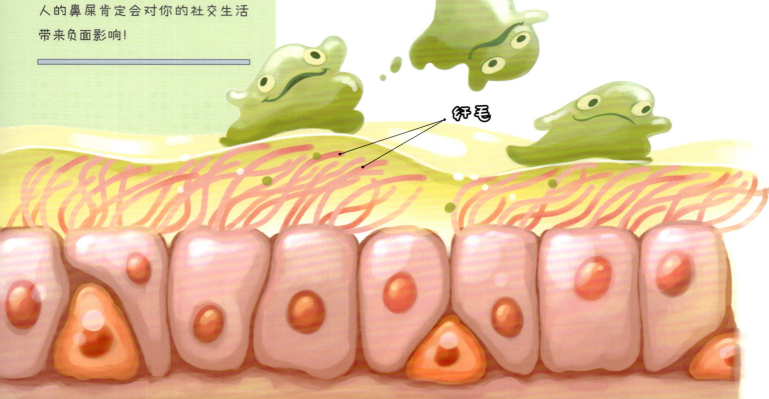

纤毛

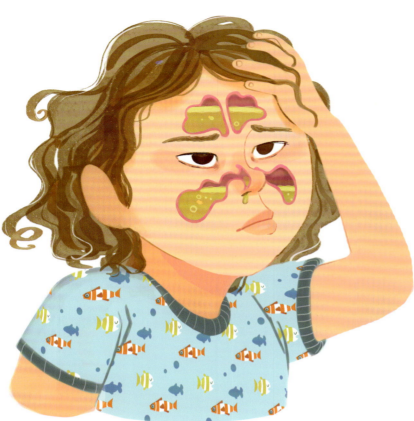

鼻窦感染，鼻窦内充满脓液

真真假假大挑战

你的父母让你别太用力擤鼻涕是对的。

真的。若干年前，医生们做了一项研究，他们让志愿者在鼻孔里灌入液体后，用不同的力气擤鼻涕。用力最大的人迫使液体进入了鼻窦。我们不确定用力擤鼻涕是否会导致鼻窦感染，但可以肯定的是，这样做会引起耳朵痛和暂时性的听力下降。

哈利·波特与鼻涕房

　　医生是侦探，他们会像夏洛克·福尔摩斯处理案件一样弄清楚你哪里不舒服。有些诊断结论很容易得出，比如耳部感染，因为医生可以看到你的鼓膜又红又肿。但是其他时候，医生看不出有什么问题，这就必须依靠你的症状来诊断。

　　因为无法看到你的鼻窦，医生通常根据你已经病了10多天、鼻子堵塞、鼻涕黏稠、感冒和头痛做出鼻窦感染的诊断。有时候父母会因为孩子感冒时鼻涕在3天内变成黄绿色就认为他们有鼻窦感染，但这通常是错的。

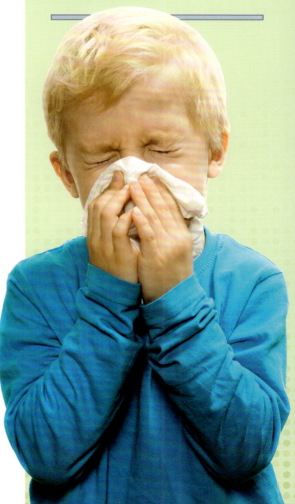

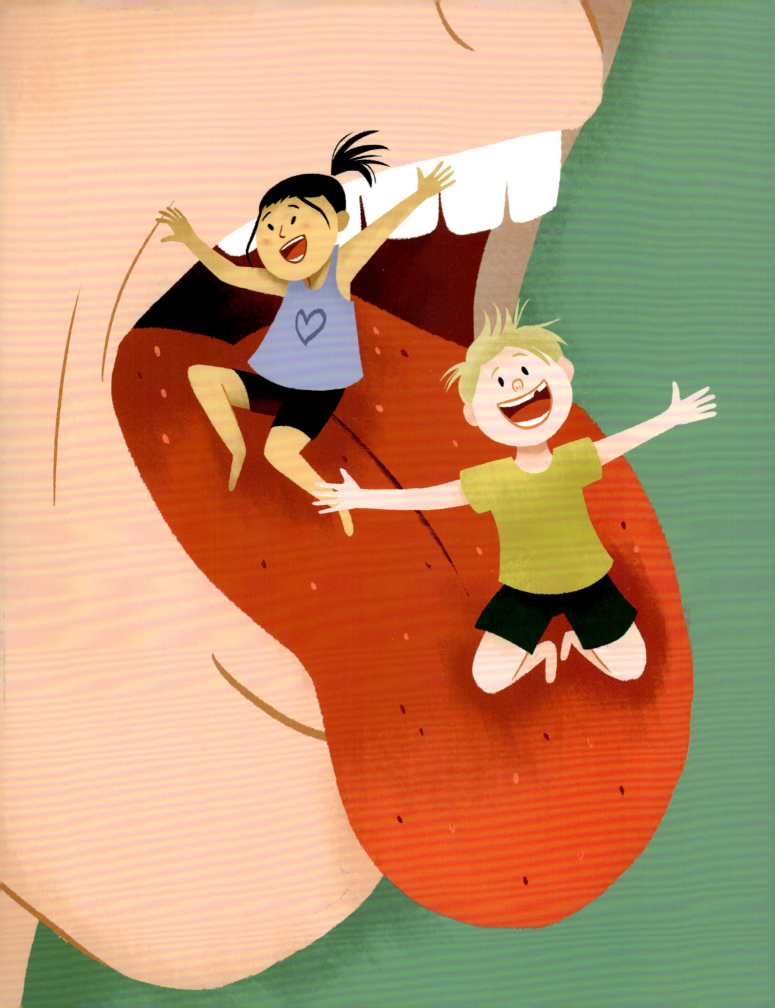

OPEN WIDE: YOUR MOUTH AND THROAT

张大嘴巴、张开喉咙

假设你变得足够小，嘴巴就能成为你的游乐场了。你可以从牙齿上一个个跳过去再跳到舌头上，就像跳到蹦蹦床上一样。你可以像攀岩一样沿着口腔内壁攀爬，还可以挂在喉咙上方肉乎乎的东西上荡秋千。只要保证自己别被咬到然后被吞进肚子！

你的嘴巴和喉咙

它们是什么? 你的嘴巴是一个大而多肉的开口,它能让你瞥见你的身体内部长啥样儿。喉咙是连着食管和气管的通道。

它们在哪儿? 嘴巴占据你脸部的下三分之一。喉咙从你的嘴巴后面往下,到你脖子的前部。

它们有多大? 因人而异。你的某位老师是否讲过你是个大嘴巴?如果说过,那你猜猜她是在说你的微笑迷人,还是指你上课时讲话太多了?

它们有什么作用? 它们有牙齿、唾液腺、舌头、扁桃体和其他结构,这些结构有助于你咀嚼、吞咽、流口水和呼吸。

从上往下看

有关嘴巴你要知道的第一件事情就是:它为什么会发亮?这是因为它里面衬有黏膜组织。顾名思义,黏膜上覆有一层薄薄的黏液以保持湿润。

口腔的顶部分为两部分。前面的部分呈嵴状,叫**硬腭**;后面湿软的部分叫软腭。腭有三种作用:第一,它把你的嘴巴和鼻腔分隔开。第二,它有助于牙齿咀嚼食物。你可曾有被一块热比萨饼烫伤口腔顶部的经历?这种情况之所以会发生,就是因为你在咀嚼的时候,融化的芝士被推向了硬腭。哎哟!第三,腭还能发挥阀门的作用,能在咽喉后部阻止空气进入鼻子。

晃来晃去

悬雍垂是从软腭后部垂下的肉状延伸物。有人觉得它看起来像个拳击吊袋。2%的人有悬雍垂裂,也就是说,它看上去是分叉的。

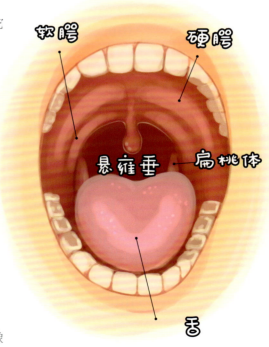

嘴的内部图

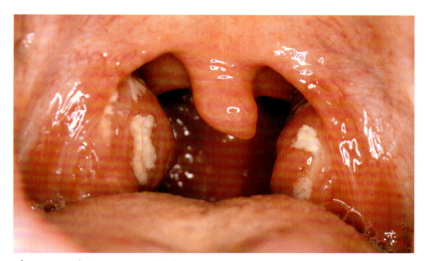

扁桃体感染了，上面有脓

说"啊——"

医生让你伸出舌头并说"啊——"时，可以让你抬高软腭，以便其更容易地看到你的喉咙。

你的扁桃体位于口腔的后部、悬雍垂的两侧。它们是粉红色的组织块，表面不平整，看起来像肉乎乎的高尔夫球。

我的喉咙痛

扁桃腺是免疫系统的一部分，有助于杀死致病菌。在此期间，扁桃腺有时也会生病。当医生用药物棉签在你喉咙后部用力擦拭时，他是为了检查你是否出现了细菌感染，即链球菌性咽喉炎。

检查链球菌通常分为两步：第一，医生会做一个快速链球菌测试，需要5到10分钟。如果检查结果是"阳性"，这就意味着你得了链球菌性咽喉炎；如果检查结果是"阴性"，医生会进行咽拭子的过夜培养，也就是把喉咙的一些黏性物质擦在含有琼脂的培养皿中，然后把培养皿放在培养箱中过夜。琼脂是一种凝胶状物质，有助于细菌生长。琼脂呈红色是因为它里面含有羊血，这显然是链球菌所喜爱的。

"EWWW 这是真的"

人类的口腔是数十亿"好"细菌的家园。这些微生物并不会让你生病，但长在你嘴里的每个结构上。由于你睡觉时不吃也不喝，大量的这种细菌一般会被冲到你的喉咙里，它们就有机会"开派对"一直到天亮。随着这些细菌的自我吞噬和繁殖，它们会把它们周围，以及你体内的空气污染了。它们产生的废物会引起清晨"恐龙的口气"。

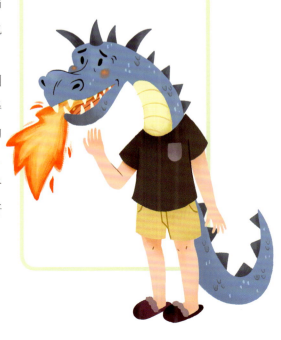

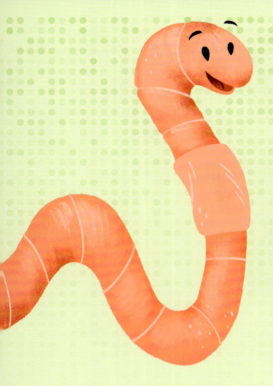

真真假假大挑战

蚯蚓的身体和你的舌头没有共同点。

假的。虽然你和蚯蚓没有共同的食物喜好，但是蚯蚓的整个身体都覆盖着味觉感受器，而你的舌头上也都布满了味蕾。

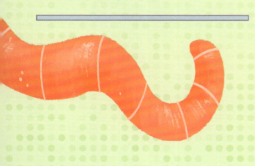

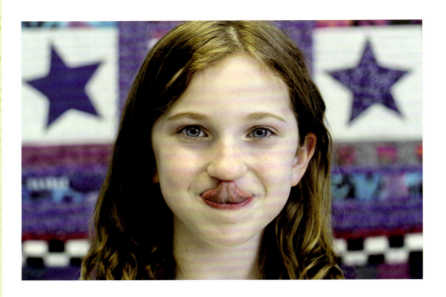

它在我的舌尖上

舌头是你所拥有的最接近尾巴的东西。你可以从嘴里把它伸出来，你可以把它卷成好玩的形状，你甚至可以把它向后卷触碰到你的悬雍垂。你的舌头在咀嚼、吞咽和说话方面也起着关键作用。

舌头上有八块肌肉。其中四块肌肉并不与骨相连，它们能让你改变舌头的形状。另外四块肌肉附着在骨头上，能让你移动舌头并做出其他动作。

舌的下方经由一块薄薄的粉色组织与口腔底部相连，这块组织称为**系带**。你还有两个更小的系带，它们把你的上下唇连接在牙龈上。

舌头上平均有 10,000 个味蕾。尽管味蕾太小以至于看不见，但它们就位于舌的上表面的突起上，这些突起叫**舌乳头**。

你的舌上有四种舌乳头，其中长得最奇怪的叫**轮廓乳头**。它们位于舌头的后部，看上去并不像人体的一部分，倒像是外星景观！

滑溜溜的口水

你的体内有好多腺体，有的产生眼泪，有的产生汗水，有的产生油脂。你的嘴里有六个大腺体和几百个小腺体，它们能够产生唾液。

唾液中 99% 是水，其他就是黏液、盐分、酶、蛋白质和抗体。抗体是有助于机体抵抗感染的化学物质。口腔里会持续地分泌少量的唾液，但是大量唾液的分泌则发生在吃东西或喝东西时。

虽然你可能认为唾液是用来和朋友们进行吐口水比赛的，但是它的实际用途更为重要。它能使口腔组织保持湿润，能与食物混合使其口感更好、更容易吞咽，它还含有对抗细菌的化学物质——抗体，有助于防止蛀牙和其他口腔感染。

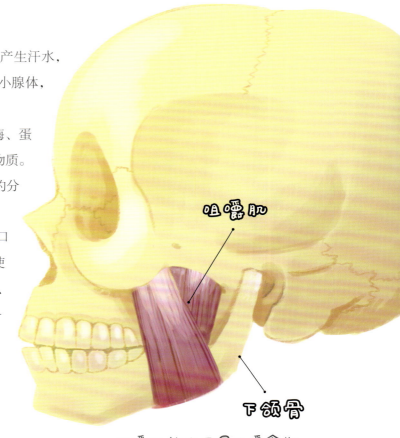

咀嚼肌

下颌骨

咀嚼肌的作用是咀嚼食物

咀嚼的机器

下颌骨，又称下颚骨，是你脸部唯一能运动的骨头。虽然你的其他肌肉也参与了咀嚼，但是**咀嚼肌**才是产生最大咬力的肌肉。它从你的下颌骨后面连接到面部骨骼上。当你咬下去的时候，咀嚼肌对你的门牙产生约 23 千克的压力，对你的磨牙产生约 91 千克的压力。这就是为什么你咬到舌头的时候会很痛！

究竟 怎么回事儿？

你的**腺样体**（见第 37 页）和扁桃体相似，但是它们隐藏在喉咙上部与鼻腔交界的地方。如果腺样体变大就会出现三种问题：第一，它们会挤压咽鼓管（见第 37 页），增加耳朵感染的机会；第二，它们会堵住鼻道，使你的声音听起来总是闷闷的；第三，如果它们变得很大，就会导致晚上打呼噜和呼吸困难。

微笑!

　　婴儿张开没牙的嘴巴笑一笑就可以免受责罚，而你却不能。如果没了这一整副牙齿，你不能咀嚼食物，你的发言也会变得含混不清。在 6 个月大的时候，你会长出第一颗牙齿。在 3 岁时，你就有 20 颗牙齿。从 6 岁开始，乳牙会逐渐脱落。到了十几岁后，乳牙就被 32 颗恒牙取代。最后长出的牙齿是第三磨牙，也称为智齿。不幸的是，人类的下巴随着人类的进化而变小，口腔不再有足够的空间容纳智齿的生长。结果就是，很多人会在 20 岁的时候把它们给拔了。

刷牙

　　刷牙真是一种可怕的、糟糕的、不公平的、无聊的、愚蠢的、浪费时间的事情！开个玩笑！其实，刷牙是保持个人卫生的重要方法，所有的动物都会注意自身的卫生状况——至少长了牙齿的动物是这样做的！动物不会使用牙刷，但它们会通过咀嚼和啃东西来保持牙齿的清洁。

Dr B's Tips

本内特博士的小建议

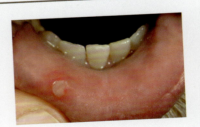

哪里不舒服？ 有了口腔溃疡。

它们是什么东西？ 口腔溃疡是位于脸颊、齿龈或舌头上的一种扁平的、疼痛的伤口，一开始很小，但通常会长到橡皮擦那么大。口腔溃疡呈黄色或白色，边缘为红色。

怎么会有口腔溃疡？ 没人清楚什么会引起口腔溃疡，但是对大多数人而言，压力和组织破损是主要诱因。这就是为什么很多孩子咬到了自己的脸后会长溃疡。口腔溃疡不同于"唇疱疹"，不具有传染性。另一种诱因是一种化学物质，叫十二烷基硫酸钠（SLS），多数牙膏中都有。SLS 可以使牙膏起泡，让你在刷牙后感觉口腔里舒适、洁净。但它也会对皮肤产生刺激。

应该怎么办呢？ 多数溃疡在一两周内无须治疗就可以痊愈。如果你想完全避开溃疡，那你可以用不含 SLS 的牙膏刷牙、使用软毛牙刷，并且在咀嚼食物时当心点儿！

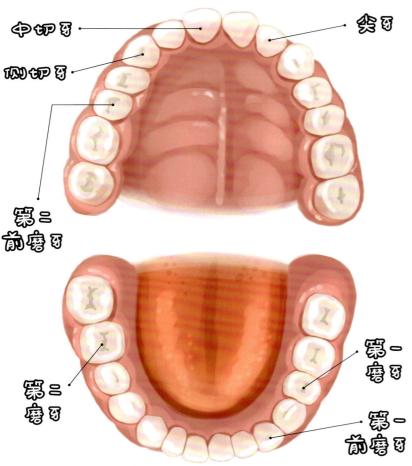

中切牙

侧切牙

尖牙

第二前磨牙

第二磨牙

第一磨牙

第一前磨牙

口腔中牙齿的分类

真真假假大挑战

尿液能清洁牙齿。

真的。以后你刷牙的时候，你得庆幸自己不是两千年前出生的。古罗马人制造的漱口水中含有人的尿液。原因是尿液里含有氨，是当时已知的一种清洁剂。而且，他们也会把尿液作为洗衣剂来用。

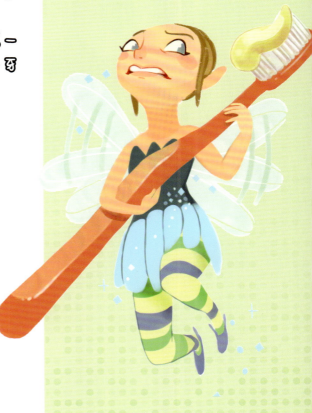

蛀洞的严重性

　　你的体内到处是细菌。这些微生物中大多数是无害的。但是，和所有生物一样，细菌也会产生废物，其中一种就是酸，它会损伤牙釉质。釉质是构成牙齿外表面的一种坚固的材质——比骨头都硬。

　　细菌留下的酸性物质会在牙釉质上形成小坑，其他的酸性物质会让这些小坑变得越来越深。最终，细菌侵入牙齿内部，导致蛀牙。所以，蛀牙就像是牙齿出现了感染。

WORKING YOUR WAY DOWN

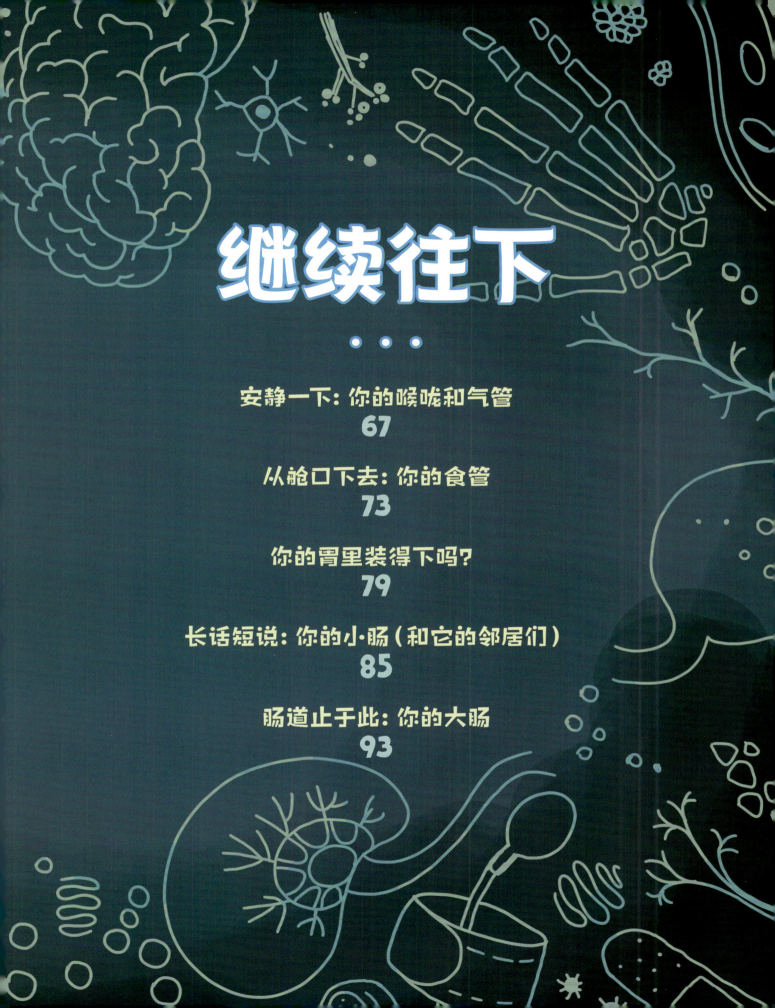

继续往下
···

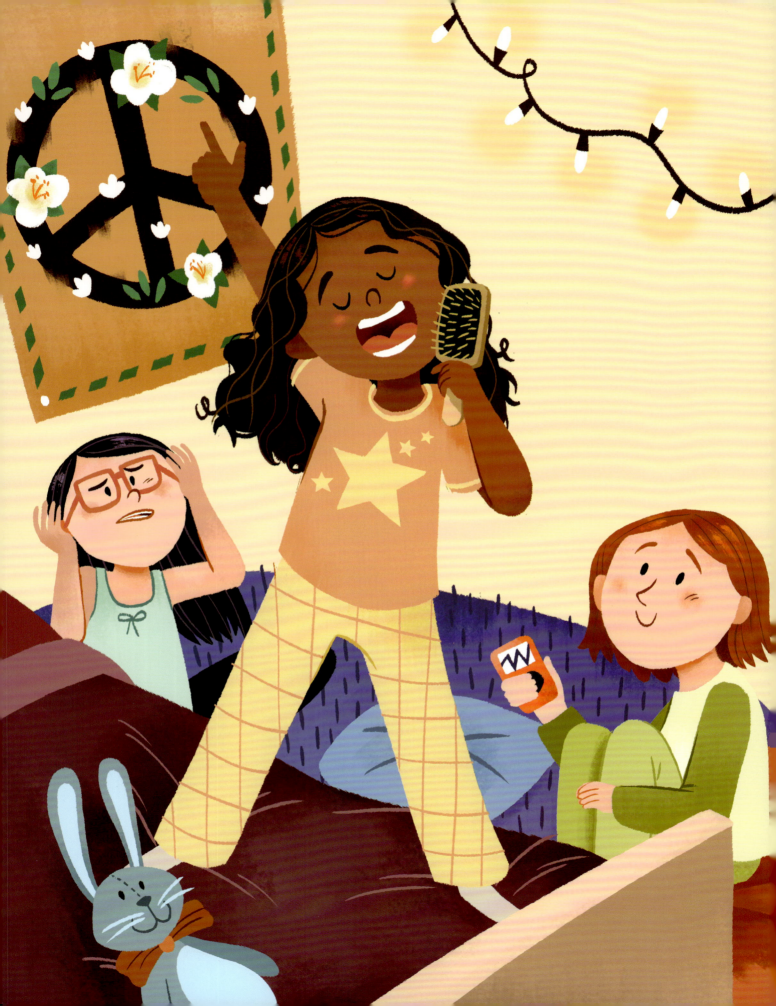

PIPE DOWN:
YOUR LARYNX AND TRACHEA

安静一下：
你的喉咙和气管

你的音箱（喉咙）看起来一点儿都不像箱子。除了让你跟着你最喜欢的歌星一起唱歌之外，它还有其他很多作用。没有了这个音箱，你就不能说话、叫喊、大笑和哼歌了。

≥ 你的喉咙与气管

它们是什么？ 它们是由软骨和肌肉构成的管道。

它们在哪个部位？ 气管在你的脖子的前部。喉咙与气管的上部相连。

它们有多大？ 它们总共的长度大概是 15 厘米。

它们有什么作用？ 气管是呼吸的管道，让空气流入你的肺。喉咙（音箱）在你声带振动时会发出声音。

畅所欲言

喉咙是中空的肌性管道，连接在你**气管**的上端。

喉咙中间有一个硬结，人们通常称它为喉结。这个硬结男女都有，但是男性的硬结在青春期后会长得更大。

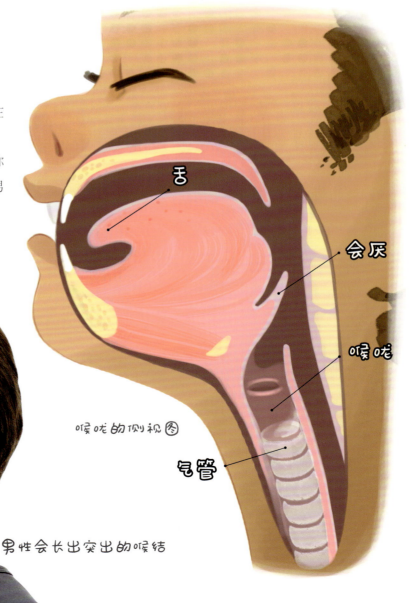

舌

会厌

喉咙

喉咙的侧视图

气管

男性会长出突出的喉结

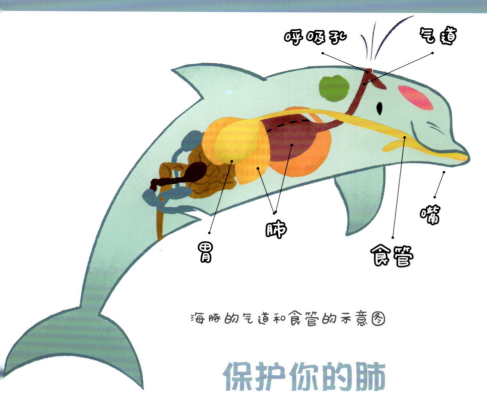

呼吸孔　气道

胃　肺　食管　嘴

海豚的气道和食管的示意图

你是动物！

大多数哺乳动物在呼吸和进食方面都有缺点。因为你通过同一个开口进行呼吸和吞咽，所以如果食物不小心进入气管，你会有窒息的危险。而有些哺乳动物，比如海豚，就没有这个问题，因为它们进食时只用到嘴巴。它们头顶上的气孔可以直接把空气导入肺部。

保护你的肺

　　人类需要一个屏障来防止吃东西时食物或者液体呛到（不小心吸入）肺里。要不然，你早上吃的华夫饼最终就会进到肺里而不是胃里！（食物沿着另一条管道下行，即食管——见第74页——它位于喉咙与气管的后方。）

　　会厌软骨保卫着喉咙的入口。你把东西吃下去的时候，喉咙部会上升约2.5厘米。你可以在吞咽时把手放在喉结处感受一下。在喉咙上移时，会厌被迫向下盖住喉咙和气管，就像个马桶盖子盖住马桶一样。

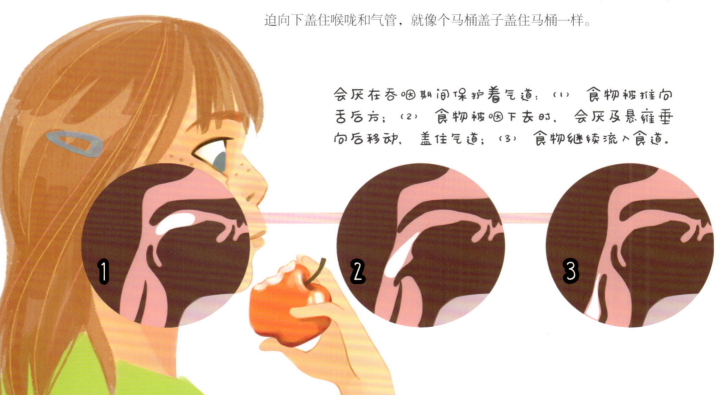

会厌在吞咽期间保护着气道：（1）食物被推向舌后方；（2）食物被咽下去时，会厌及悬雍垂向后移动，盖住气道；（3）食物继续流入食道。

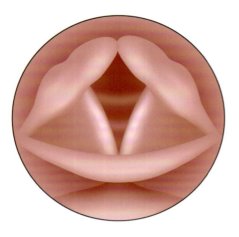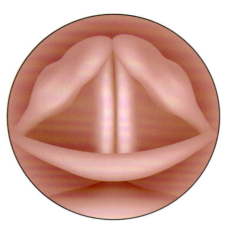

呼吸时声带开放（左） 和讲话时声带关闭（右）

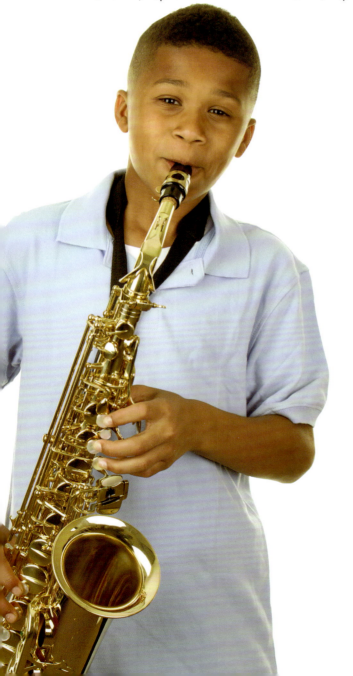

测试，1，2，3

声带位于喉部。它们由一种强有力的、充满弹性的组织构成，从喉咙的后面一直延伸到前方。

声带相当于人体的簧片。正如管乐器的簧片振动会发出乐音，声带振动也会发出声音。当然，在你第一次学唱歌或使用乐器时，开场的声音听起来可能不像音乐。

你呼吸时，声带松弛并开放，允许空气进出气管。你说话时，它们会随着空气从肺内流出而关闭，并且振动起来。

喉咙内的肌肉通过拉伸使声带收紧或松弛。收紧的声带产生的音调较高，松弛的声带产生的音调则较低。呼气的力量决定呼气容积。男性的嗓音比女性更加深沉，因为他们的声带更长、更粗。十几岁的男孩儿的声音有时候听起来会有"破音"，这是因为在青春期，声带随着喉咙的生长而变粗。

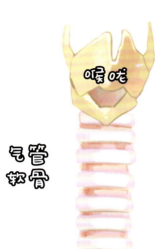

喉咙

气管软骨

气管

右肺

左肺

主支气管

气管

气管本质上是喉咙的延续。它由软骨环构成，软骨环连接着牢固的韧带，从而使气管具有一定强度。气管到了肺时，就分为两根大的支气管。

哎呀，它掉进气管了！

如果食物或液体触碰到喉咙，就会反射性地引起剧烈的咳嗽和呕吐，迫使侵入气道的物质排出去。所以，吃饭时最好当心点儿。

你嗓子哑了吗？

如果你经常大声喊叫或大声说话，你的声带可能会长出小疙瘩，叫声带小结。它们没有危害，但会让你的声音持续性地嘶哑。如果你停止大声讲话，讲话时学会放松喉咙，声带小结就会消失。

VOCAB LAB 词语实验室

喘鸣

喘鸣指患了喉炎的孩子在咳嗽时发出的犬吠声或鸣笛声。

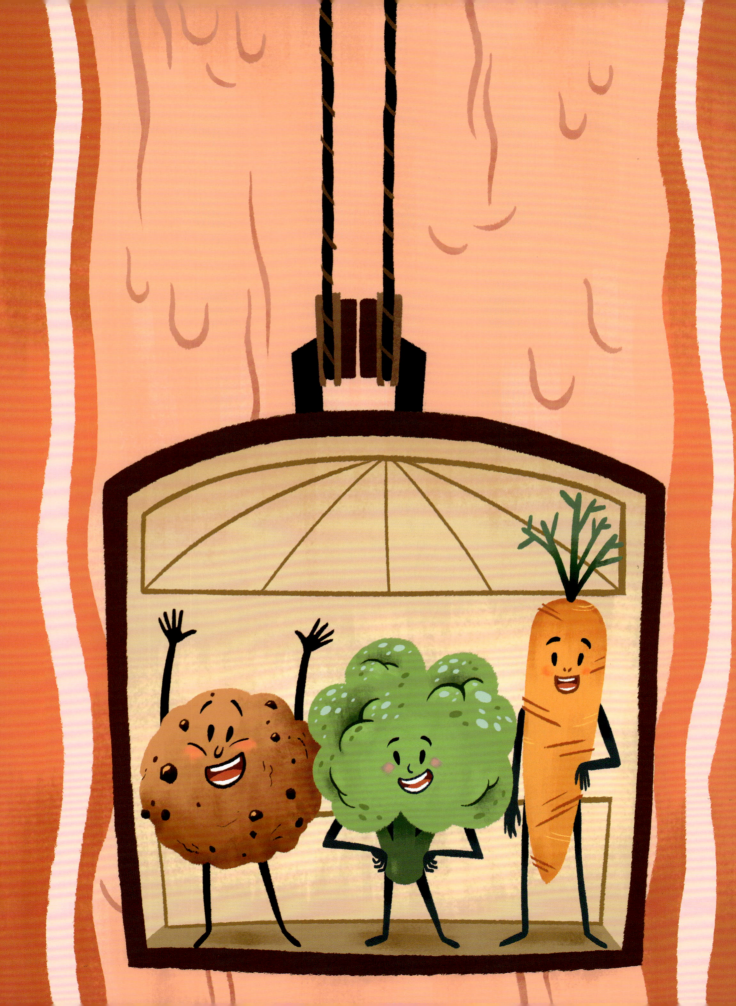

DOWN THE HATCH:
YOUR ESOPHAGUS

从舱口下去：
你的食管

与其他消化管道相比，食管的工作相当简单。它的本质就是一部电梯，把食物从嘴里运载到胃部。你吞咽食物时，这部电梯的"门"关上，之后"门"又开启，这团咀嚼过的食物就一下子掉到胃里了。

你的食管

它是什么？ 它是一条肌性管道。

它在哪儿？ 它在气管后面，穿过胸腔后进入胃。

它有多大？ 食管空着的时候长约 20 厘米、宽约 2 厘米；吞咽时它就伸展开来，变为原来的两倍大。

它有什么作用？ 它把食物从你的喉咙口推到胃里。

它有多重要？ 吃饭时它就派上用场了，除非你是植物或者通过皮肤来吸收营养的生物。

向下移动

你见过足球赛或其他体育比赛中粉丝们挥手的场景吗？尽管粉丝们只是站着或坐着，但由于他们协调性地挥着手，看上去就像体育场周围移动的波浪。这种场景不仅看上去很令人惊叹，还能让你了解自己的食管是如何工作的。

在你吞咽的时候，食管的**环形肌**随着时间而收缩、舒张，就像体育比赛中粉丝们挥手一样。但在这种情况下，食管中的东西是真正在移动，而不是一种运动的错觉。你的肌肉大显神通，它们高效地把食物向下推进。食物从吞入到穿过食管需 2 至 3 秒。这种肌肉运动就叫**蠕动**。

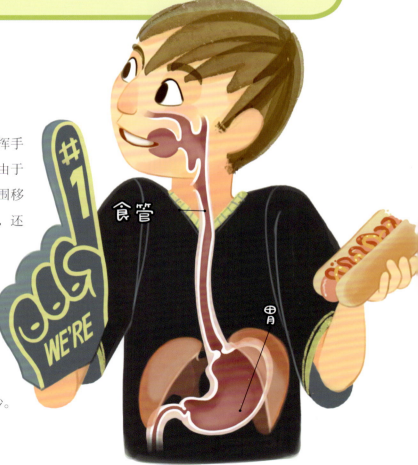

食管

胃

横膈膜

食管在身体中的位置

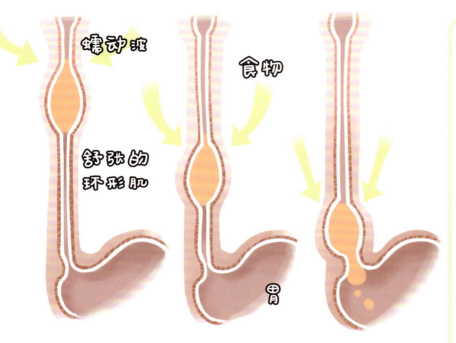

蠕动波

食物

舒张的
环形肌

胃

吞咽的侧视图，展示蠕动的过程

把大门关上

在吞咽时，你身体中会发生两件重要的事情：第一，你口腔中的软腭和悬雍垂（见第 37 页和第 58 页）会向后移动，因此你吃的东西不会进入鼻腔；第二，喉咙（音箱）轻微上抬、会厌软骨向下移动并盖住气管（见第 68 页）的入口。喉咙的移动也可以使食管上部舒张，从而利于吞咽食物。

食管把食物运到胃里后，还有最后一件事要做。由于胃能产生酸来消化食物，食管在消化过程中就需要保护自己免受酸的侵袭。幸而食管底部有一圈肌肉，叫**食管下括约肌**，它能阻止胃内容物逆流。你吃的东西进入胃部时，该括约肌舒张；当胃里没东西时，该括约肌就会收缩，就像电梯门关上了一样。

" 试试这个 "

你并不是唯一一个觉得吞药片很困难的人。你这么觉得是因为你怕药片会卡在喉咙里。但其实你每天都要咽下的块状食物可比药片大得多！吞咽食物时不会被卡住，这要归功于一样东西——唾液。在你咀嚼食物的时候，唾液混合在食物当中，让它变得黏糊糊、软绵绵的。在食物到了喉咙的时候，它会改变形状并滑下去，而不会卡在那里。吞药片的方法就是把它裹在你已经嚼过的东西里。面包的效果最好，因为在咀嚼时它会变得黏稠，能把药片完全裹起来。

可以从像嘀嗒糖那么小的东西开始，然后逐渐增大，直到有 M&I 糖[1] 那么大。一旦你做到了这一步，你就能像个老手一样吞药片了。

1　嘀嗒糖和 M&I 糖都是胶囊形状的糖果，嘀嗒糖有感冒胶囊一半大小，M&I 糖大小跟感冒胶囊接近。

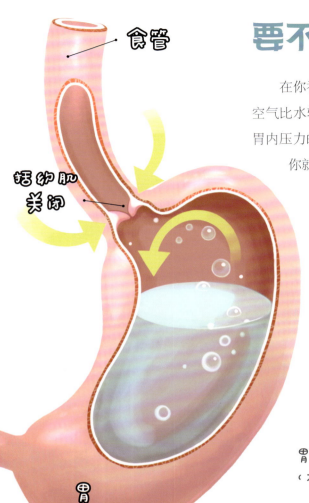

食管

括约肌
关闭

胃

要不要打嗝

在你吞咽时，不管你吃了什么，总会有少量空气随之进入胃部。空气比水轻，所以它在胃忙着搅拌食物的时候就上升到顶部。随着胃内压力的增加，胃食管括约肌暂时性开放，使空气逸出。这时候，你就能听见屋子里回响着一串长长的打嗝声。

打嗝是正常消化的重要组成部分。要是你不能打嗝，你的胃就会发胀，让你感到胀痛。所以小宝宝有时候会大惊小怪，要等打完嗝以后才继续喝奶。

括约肌
开放

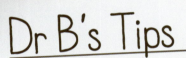
胃食管括约肌功能正常
（左图）和反胃（右图）

Dr B's Tips

本内特博士的小建议

出现了什么问题？胃酸反流（反流性食管炎），也叫反胃和烧心。

怎么会这样？如果胃食管括约肌不能正常工作，就可能出现反胃的情况，这时，胃酸和部分消化过的食物重新进入食管。这会导致恶心或胸骨下方疼痛。

应该怎么办呢？这种疾病可以用抗生素或者减少胃酸分泌的药物治疗。尽管成年人经常用"烧心"这个词来形容反胃引起的疼痛，但是这种疼痛与心脏并没有什么关系。之所以说烧心，是因为心脏靠近引起反流性疼痛的部位。

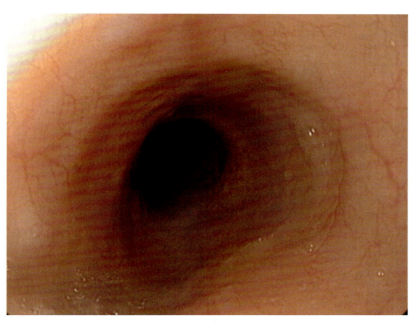

食管的内视图

食管，你好

如果某个孩子或成人的食管出现了很多问题，专门研究肠道疾病的医生就会把一根管子放入这个人的食管，去查找问题。这项检查叫照胃镜，在病人睡着或镇静的时候进行。做这项检查的医生是消化科医生，他通常会一并查看病人的胃和第一部分的小肠。

"EWWW 这是真的"

如果你观察过刚出生的婴儿吃奶或从瓶子里喝奶的样子，你可能会记得他总是吐奶，或者说是反胃。这是因为婴儿的胃食管括约肌不够强壮，不能发挥作用。通常要到宝宝满一周岁时它才能正常工作。所以，尽管闻起来是发酸的奶的味道，但大多数宝宝反胃的情况并不需要治疗。不过，他们的爸爸妈妈可能需要换衣服了——不停地换！

VOCAB LAB 词语实验室

嗳气

打嗝的医学术语。

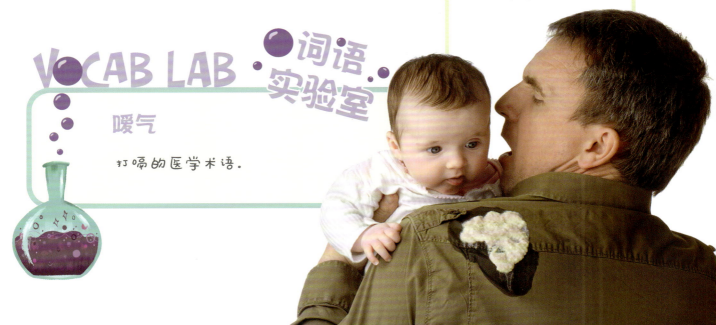

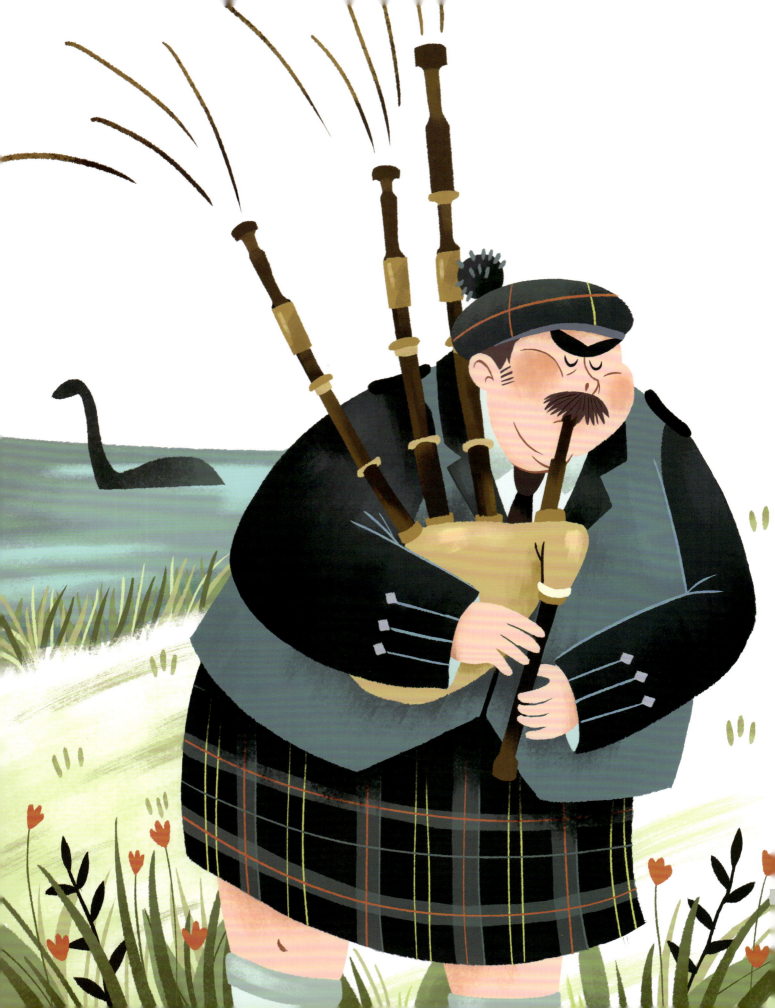

CAN YOU STOMACH IT?
你的胃里装得下吗？

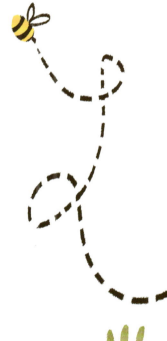

胃和风笛有很多相似之处——除了伸出来的额外的"管子"。这两个东西像大囊袋，都必须通过挤压才能完成工作。如果它们不能正常工作，就会发出可怕的声音。

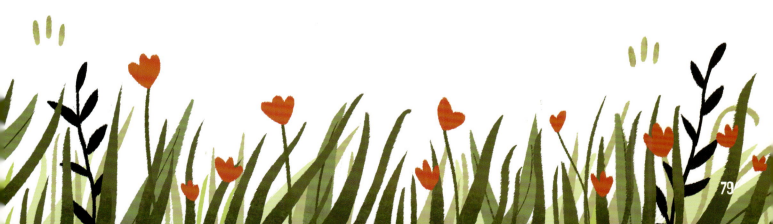

⪼ 你的胃 ⪻

它是什么? 它是一个囊袋状的器官。

它在什么位置? 大多数人认为胃在肚脐后面，但它实际上在腹部较高的位置。它的一部分在左侧肋骨下方。其余部分位于身体中部，在肚脐上方大约 7 厘米的地方。

它有多大? 吃饱了饭的时候，成人的胃长 30 厘米、宽 12 厘米，能装得下大概 0.95 升的食物。

它有什么作用? 胃产生化学物质、磨碎食物，把它变成泥浆状的东西，便于进一步消化。它是身体里的食品加工机。

用力挤压

胃的内壁有成千上万的褶皱，即**胃皱襞**，还有数百万的微小凹陷，称为**胃腺体**（胃小凹）。英语中 gastric 是有关胃的医学术语。胃皱襞有两个作用：第一，它们增加了吸收营养的表面积；第二，胃装满食物时，它们能使胃更容易扩张。

在你吃东西时，盐酸从胃的凹陷即腺体中渗出，就像火山喷出熔岩。虽然盐酸没有熔岩那么烫，但它也足够强大，可以溶解剃须刀片。胃的腺体也会产生一种叫胃蛋白酶的化学物质，它能分解食物中的蛋白质。

食管

肌层

胃皱襞

幽门
括约肌

胃的侧视图

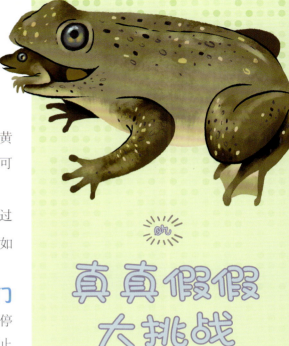

制作面糊

胃不仅是化工厂，还有三层肌肉来研磨你刚吃进去的食物。你吃到胃里的东西经过有效混合后，就充分暴露在胃蛋白酶和盐酸之中。如果你做过蛋糕，就应该知道把鸡蛋、黄油、食用油与面糊一起充分搅拌均匀有多困难。你的胃在这方面可是高手。

你的胃完成了消化午餐的任务时，它已经准备好把剩下的经过部分消化的泥状物挤到小肠里去，这些东西叫**食糜**。食糜可以稠如糊状，也可以稀如液体，其稠度取决于你喝了多少水。

为了使消化过程进展顺利，胃设置了一个"收费站"，叫**幽门括约肌**。路上有很多收费站，这让司机们很生气，因为他们得停车缴费。你体内的情况则不同。如果幽门括约肌不能截留食物防止它们快速离开胃，你就会觉得胃痛或恶心，这才让人烦恼呢。

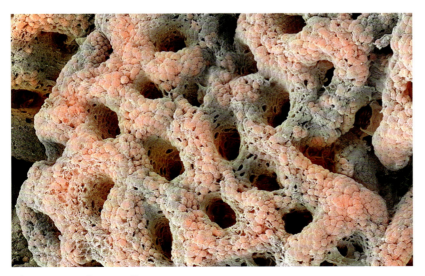

电子显微镜下的胃小凹

真真假假大挑战

澳大利亚的胃育蛙通过呕吐的方式生育下一代。

真的。哎呀，真想不到你是这样开始生活的！大多数蛙卵是在水中孵化的。卵孵化后就生出了小蝌蚪，它们会在几个月内发育成完全成形的青蛙。当然，也会有青蛙特立独行，生长过程另辟蹊径。这种现象叫生物多态性。

雌性胃育蛙吞下受精卵，受精卵就在胃里孵育。在此期间，青蛙妈妈停止进食和产生胃酸。小青蛙孵出后，经历蝌蚪期，然后——说来就来——妈妈呕吐出虽然小但是完全成形的青蛙宝宝。遗憾的是，这一物种已经灭绝了，但是科学家们正在尝试着使它复活！

越来越多的黏液

你的胃内壁有数百万个黏液腺。这些腺体会分泌出一层黏稠的物质，在胃的内壁和它产生的消化物质之间形成一道强有力的屏障。黏液也起着润滑剂的作用，有利于食物（和废物）从胃部一路移到肛门。之前你还觉得鼻子分泌的黏液很恶心呢！

虽然胃有黏液保护，但它的内壁依然会受到消化液的刺激。因此，胃黏膜每周至少更新一次。

究竟怎么回事儿？

许多小孩子认为他们出生前是在妈妈的胃里长大的。实际上，婴儿是在一个叫子宫的特殊器官里长大的。假设胎儿（见第 203 页）真的是在妈妈胃里生长的，那他会像奶酪一样被消化掉。

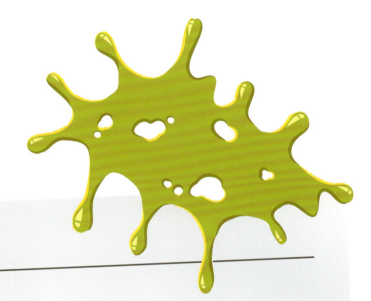

Dr B's Tips

本内特博士的小建议

这是怎么了？呕吐了。

这是怎么回事？在你呕吐时，你腹部肌肉和横膈膜一起使胃内容物排出。在这座火山爆发前，你的体内会产生惊人的力量。食管（见第 74 页）在压力的作用下刚一打开，胃内容物就从你的嘴里喷涌出来。这时肌肉收缩的力量特别大，以至于你可能在呕吐后的几天之内都会腹痛。

为什么会这样？呕吐有很多诱因。比如，被食物恶心到了、肠胃病毒感染、食物中毒、坐过山车等。孩子们当中最常见的诱因是病毒感染。

应该怎么办呢？呕吐时应避免食用奶制品和固体食物。开始最好喝几口水。感觉好点儿后，你可以试着吃点儿饼干、苹果酱和明胶。有些情况下，你可能需要药物来止吐。如果你真的病了，就需要去急诊治疗，预防或治疗脱水。

幸运的一枪

　　1822 年，一名叫亚历克西斯·圣·马丁的加拿大猎人被火枪意外击中。子弹在圣·马丁身体的一侧穿了一个孔，打断了几根肋骨，损坏了几大块肌肉。大家都以为他活不下来了，但不知怎的，这名勇敢的猎人挺过来了。奇怪的是，他的伤口并没有完全愈合，并且在他身体一侧和胃之间留下了细长的通道，也叫作瘘管。

　　拯救了圣·马丁生命的医生把观察这名病人的胃视为研究消化过程的机会。在 8 年时间里，威廉·博蒙特医生在圣·马丁身上做了 200 多项实验。他用绳子把块状的食物挂着放到他的胃里，然后在消化的不同阶段把它们拉出来。他是第一个用放大镜观察胃是怎么工作的人。

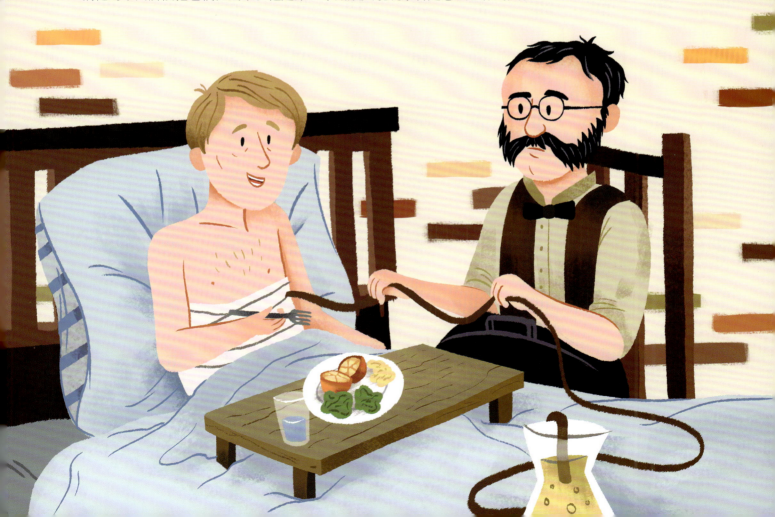

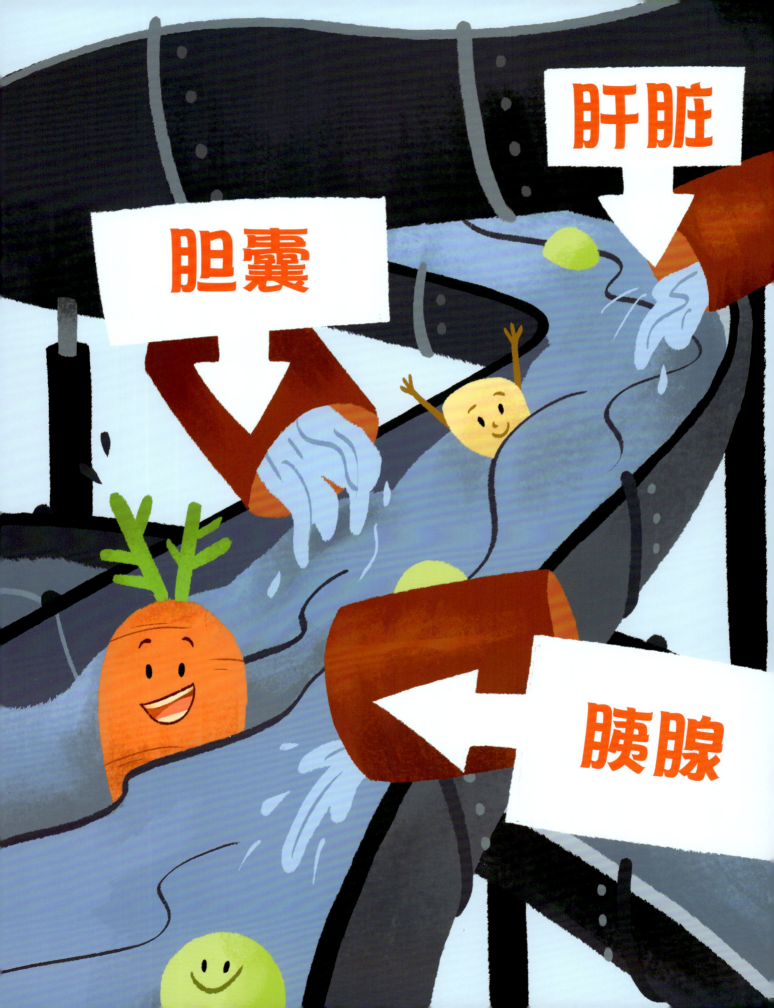

LONG STORY SHORT:
YOUR SMALL INTESTINE
(AND ITS NEIGHBORS)

长话短说：你的小肠（和它的邻居们）

如果你是植物，你可以从生活在你根部周围土壤里的分解者（细菌和真菌）那儿获取你所需要的营养物质。但是你并不是植物，所以你需要通过另一种方式获得营养。幸好，你的小肠和周围脏器已经准备好来完成这个任务。

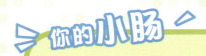

你的小肠

它是什么？ 它是一个管状的器官。

它在哪里？ 它缠绕在中腹部，肚脐后面。

它的邻居们有哪些？ 有肝脏、胆囊和胰腺，它们凭在消化过程中的表现可以获得奥斯卡的"最佳配角奖"。

它有多长？ 它平均长 6.7 到 7 米，是体内最长的器官。

它有什么作用？ 它释放化学物质，有助于消化你的正餐或你刚吃下的零食。没有了它，你就不能生长，以及没有足够的力气与你的兄弟姐妹们吵架了。

你的内脏

你还记得小时候这首恶心的歌谣吗？

虫子爬进来了。
虫子爬出去了。
它们把你内脏吃了。
又把它们吐出来了。

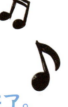

如果有人提到你的"内脏"，通常是指你的小肠和你腹腔里的其他器官。希望没有虫子在看这一章节。

伙计，你的身体里都是管子

小肠缠绕在你的腹内，就像一碗意大利面条。它的工作是继续完成胃启动的工作并从你最近刚吃的食物中吸收营养。为了完成任务，小肠就很长。在成人中，它平均长 6.7 到 7 米，比小型货车还长！叫

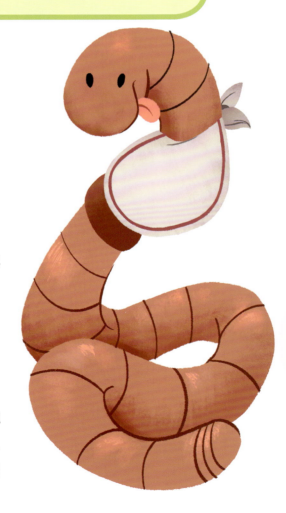

它 "小" 肠是因为它的内径是大肠的一半。小肠管径只有一指宽。

小肠里有很多褶皱，它的内壁衬有成千上万的管状凸起，称作**绒毛**。绒毛表面覆盖着更小的突起，叫**微绒毛**。它们一起大大增加了吸收养分的表面积。放大了看，它们很像是粗毛毯。

小肠分为三部分：**十二指肠、空肠**和**回肠**。十二指肠只有 25 厘米长，但它是消化过程中的主力军。空肠和回肠两者的长度相当，负责吸收维生素、矿物质和其他营养物质。

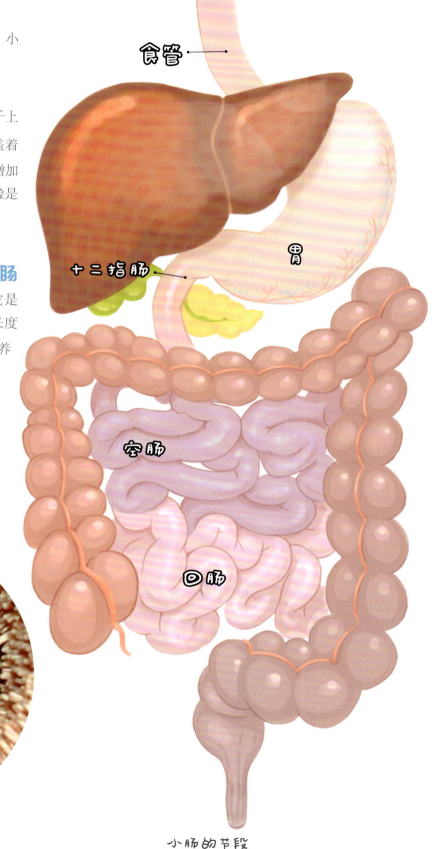

食管

十二指肠

胃

空肠

回肠

小肠绒毛的特写

小肠的节段

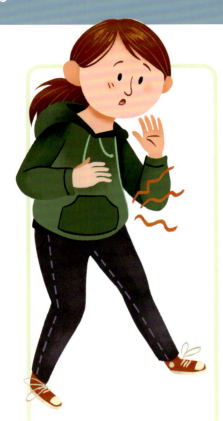

游戏开始了

当食糜（见第81页）进入十二指肠时，它就会产生化学物质和黏液来中和胃酸。然后，肝脏、胆囊和**胰腺**的消化液就登场了，完成食糜消化的过程。

胰腺产生很多种酶：消化蛋白质的胰蛋白酶，消化碳水化合物的淀粉酶，消化脂肪的脂肪酶。肝脏产生**胆汁**，它实际上不能消化脂肪，但能把脂肪分解成微小的颗粒，有利于脂肪酶发挥作用。胆汁储存在胆囊里，其中的胆汁浓度要高于肝脏。这样，在脂肪微粒进入小肠后，你的身体就能立刻释放出大量的胆汁。这就像你的十二指肠里有一名微型的卢克·天行者武士，他用光剑把脂肪微粒削成了碎片！

小肠中**肠蠕动**（见第74页），把食糜和消化酶混合在一起，并把肠内容物缓慢向大肠推进。食物通过小肠到达大肠需要3到5个小时。

"试试这个"

你有没有听到有人说他肚子咕咕叫？这声音既可能来自胃，也可能来自小肠。当肠蠕动推动液体经过肠道时就会发出这种声音。如果你把耳朵贴在朋友的腹部听几分钟，应该能听见这种声音。不过，你得确保这个人是你的好朋友。

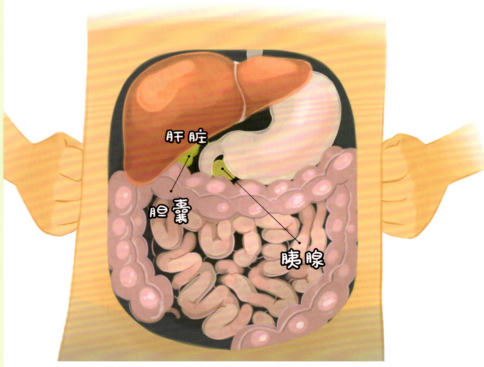

肝脏、胆囊和胰腺的位置

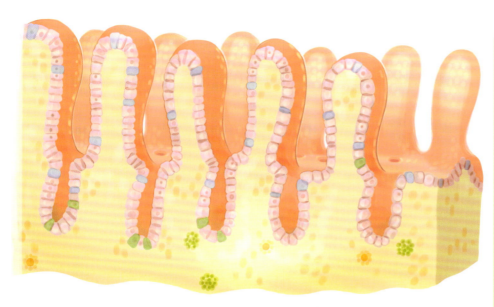

小肠绒毛、微绒毛和利贝昆氏隐窝（肠腺）

这里湿漉漉的

　　想象一下，用干毛巾代替湿毛巾把你脚上的泥巴擦掉得有多困难。同样，你的身体必须把大块的食物消化成小分子，小到能吸收进血液，这也很困难。用水"冲洗"小肠是有助于消化酶发挥作用的最好方法。绒毛与绒毛之间有一个凹陷，凹陷内壁是能把水和盐分泌入肠道的细胞。这些凹陷的名字听上去就像恐怖电影：**利贝昆氏隐窝**。每天，隐窝内的细胞向小肠内喷出约 2 升的水。水和营养物质一起被吸收，然后回收到身体的其他部位被利用。

"EWWW 这是真的"

大家都知道屁有很多种类型——短促的、响亮的、低沉的、喇叭声似的、湿润的、闷声不响却奇臭无比的，等等。但是你知道气体和液体在肠道里移动时发出的咕噜咕噜的声音叫什么吗？这种"预告屁"就叫"肠鸣音"。

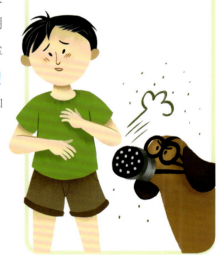

究竟怎么回事儿？

十二指肠内壁的微绒毛也叫**刷状缘**。你能猜出这是为什么吗？

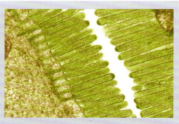

电子显微镜下的十二指肠刷状缘

真真假假大挑战

你还是胎儿的时候，肠子会从你的身体里出来。

真的。妈妈怀你的第二个月，你的肠子从身体里出来，滑进与妈妈相连的脐带。6周大时，你身长约1.3厘米，此时你肚子里并没有足够的空间装下肠子，所以肠子就移入脐带，把自己调整到一个合适的位置，之后还会返回你的肚子里。你的肠子就像在太空漫步一样！

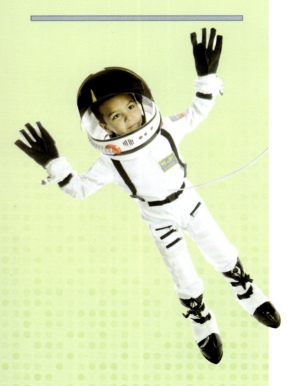

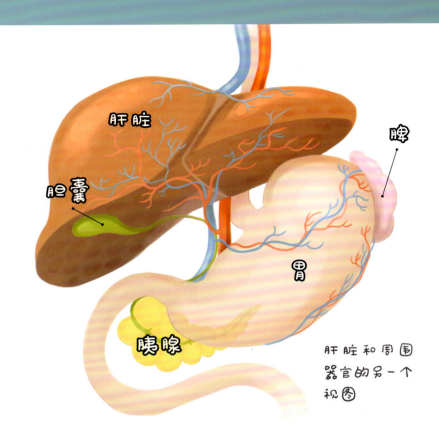

肝脏

脾

胆囊

胃

胰腺

肝脏和周围器官的另一个视图

一片肝脏

除了消化脂肪，肝脏还肩负着其他的重任。它的构造必须与其他器官不同才能完成这些任务。它是你体内唯一的由两大血管供应血液的器官。一条供应从心脏而来的富含氧气的血液，另一条供应由肠道而来的富含营养物质的血液。每分钟流经肝脏的血液约有1.4升。下回你排着长长的队伍等着看新上映的《星球大战》时，就可以想想肝脏中这么多血液流入的场景！

肝脏的许多功能与消化无关。它合成（制造）机体发挥功能所需的化学物质，包括胆固醇和多种蛋白质。肝脏以糖原的形式储存维生素和糖类，这样在身体需要它们的时候就能随时利用。

肝脏是你自己固有的环境保护局。它能分解药物，消除体内有毒物质，还能除去血液中衰老的红细胞。

肝脏有强大的再生能力

如果海星失去了一只触手，它还会再长出来。如果你的一条胳膊没了，可别指望它能复原。但肝脏却是可以再生的器官。如果肝脏的一部分被破坏，它的这部分可以再生，就像海星重新长出触手一样。

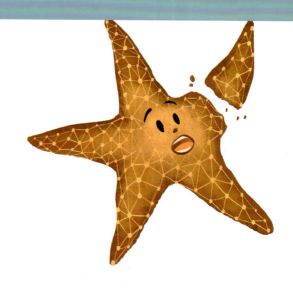

你的胰腺有双重功能

实际上，胰腺是个合二为一的器官。一部分产生消化食物的酶类，另一部分产生**胰岛素**，它对于糖代谢而言是必需的。胰岛素是一种激素，胰腺是内分泌系统的一部分（见第 192 页）。

Dr B's Tips
本内特博士的小建议

这是怎么了？ 乳糖不耐受。

这是什么引起的？ 下回你喝牛奶时，留意一下它微甜的味道。这是因为牛奶里含有一种糖，叫乳糖。正如你吃的其他东西一样，乳糖在被吸收之前必须先经过消化。乳糖安全地通过胃，但它要在十二指肠迎接自己的命运。

肠壁的微绒毛内隐藏着一种能产生乳糖酶的细胞。当乳糖酶遇到了乳糖，就会把它分解成两个更小的糖。撕裂乳糖！如果乳糖在你的十二指肠中不能被消化，生活在大肠里的细菌就会帮你消化它。不幸的是，在那些乳糖不耐受的人中，消化乳糖产生的副产物会引起腹痛、打嗝、稀便和放屁。

乳糖不耐受并非要么全有，要么全无。有些人是轻微的不耐受，也能接受少量的乳糖。而另一些人却很不耐受，任何一点儿乳糖都能引起不适。

应该怎么办呢？ 最好的办法就是不喝含乳糖的牛奶。大多数人会选择喝 100% 无乳糖牛奶，并在吃酸奶、冰激凌或奶酪之前补充点儿乳糖酶。

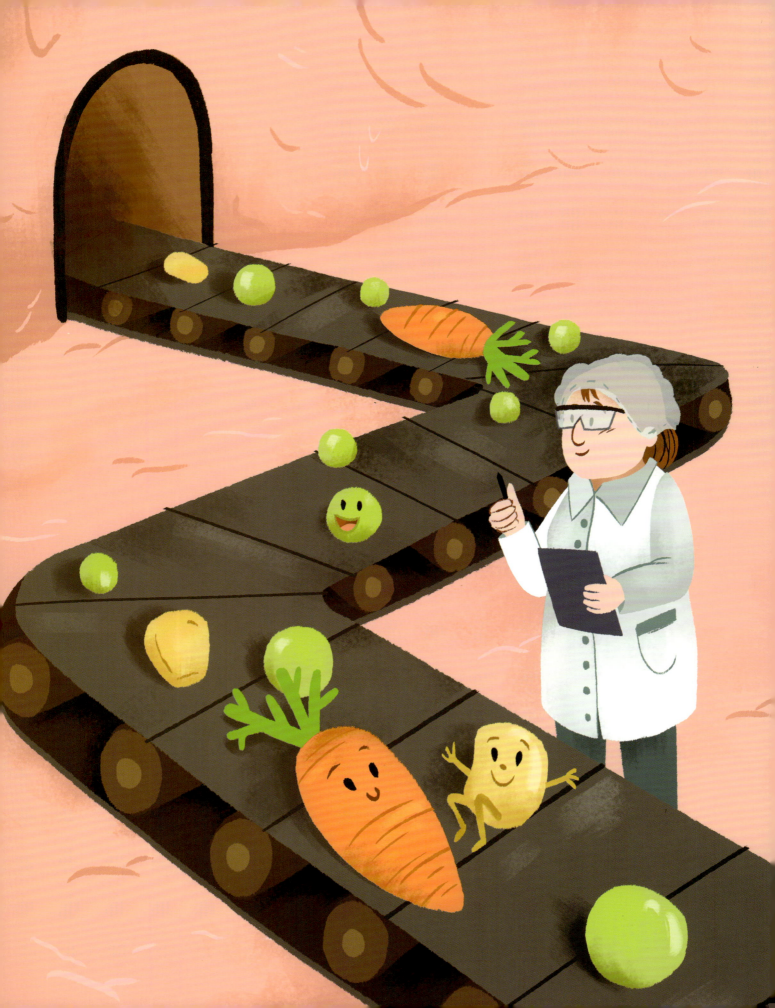

THE GUT STOPS HERE: YOUR LARGE INTESTINE

肠道止于此：你的大肠

大肠就像棒球比赛中的清垒打者。队友上垒后，这名指定的强击手就跑垒并让一人出局。而大肠与之对应的工作就是让它掉进马桶。

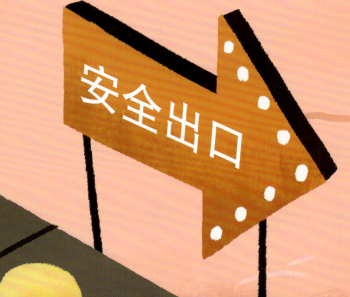

安全出口

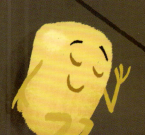

＞ 你的大肠 ＜

它是什么? 它是管状的器官。

它有多长? 约 1.5 米长，与实际差不了几厘米。

它有什么作用? 处理消化过程中剩下的废物。

它在哪里? 它在腹腔里，围绕在小肠的周围，像一条盘曲的蛇。

继续运货

昨天的晚餐已经在你身体里待了 5 个多小时。胃完成了工作，小肠也完成了工作。现在就到大肠了，它也叫 **结肠**，它要接手处理剩下的烂摊子。

肠蠕动仍然很强。来自小肠末段糊状的发绿的液体穿过小括约肌被推入大肠。大肠约 1.5 米长。废物经过结肠时，用于消化的水被重新吸收。随着水的回收利用，废物会变得越来越稠密，直到你的肠蠕动让它成形——大便。

大肠中生活着无数细菌。它们可以产生重要的维生素：B_{12}、硫胺素、核黄素和维生素 K。它们在保持肠道健康方面发挥着重要作用。因此医生们限制抗生素的应用：如果你用抗生素杀死了引起耳部感染的"坏"细菌，也会不可避免地杀死生活在结肠里的"好"细菌。

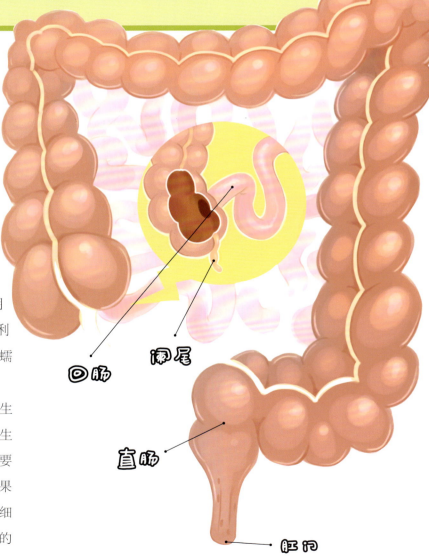

回肠

阑尾

直肠

肛门

大肠示意图以及回肠和大肠连接处的特写

往下面看

直肠中有控制其舒张的神经，就像膀胱（见第 151 页）一样，这样你就知道什么时候该上厕所了。它也有两块括约肌，防止粪便在不恰当的时间排出体外。内括约肌本身会保持收缩（收紧）的状态，而不需要你想着这事儿。当大便进入直肠时，内括约肌舒张，这样你就能排出大便。如果没地方解决内急，你可以收紧外括约肌截留大便，直到你找到厕所。

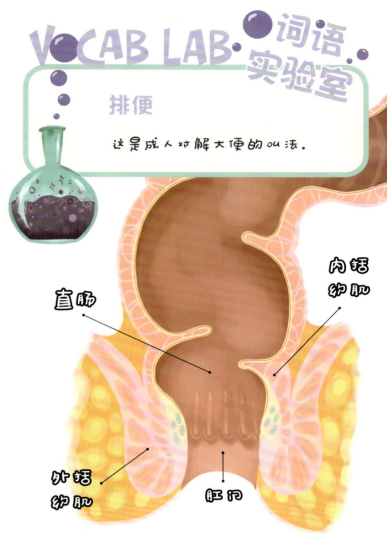

VOCAB LAB 词语实验室

排便

这是成人对解大便的叫法。

直肠

内括约肌

外括约肌

肛门

肛门和直肠周围肌肉的示意图

Dr B's Tips
本内特博士的小建议

这是怎么了？ 腹泻了。

它是怎么回事儿？ 有很多因素会引起腹泻，如乳糖不耐受、"肠胃病毒"感染、吃太多的垃圾食品，甚至包括压力。在每种情况中，某一环节出现了问题，大肠就会失去对水的重吸收的能力。结果，你就会产生爆炸性稀水样的便便，每天得跑好几趟厕所。

应该怎么办呢？ 病因决定治疗方案，但在每种情况中，我们主要关心的是预防由于水分流失而造成的脱水。这就是为什么腹泻时多喝水很重要。水和含盐的食物，如鸡汤，是不错的选择。乳制品就不合适了。

什么东西在吃你？

寄生虫是一种通过"偷吃"另一种生物（宿主）的营养来生存的生物。有些寄生虫虽然讨人厌，但并不会总是伤害你。虱子就是其中的一种（见第17页）。

孩子当中最常见的寄生虫是蛲虫。这些微小的白色蠕虫生活在直肠里，以粪便为食。蛲虫通常会让你的屁股痒，因为它们在夜间离开直肠，在肛门周围产卵。如果你用手挠屁股，虫卵就会附着在手指上，从而在人与人之间传播。真恶心！

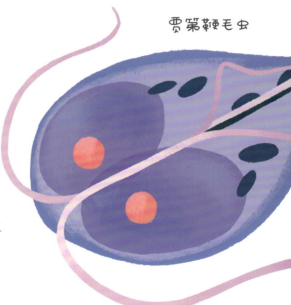

贾第鞭毛虫

究竟怎么回事儿？

卫生纸在发明后好多年才获得人们的认可。在历史上这一关键时刻之前，人们用各种各样的东西来擦屁股。这里列举了一部分以前的人用过的东西——难道不痛吗？

· 罗马人上公共厕所时，使用浸在盐水里、绑在棍子上的海绵。
· 英国的贵族用书中的纸张。
· 中世纪的普通民众用稻草、干草和青草。
· 水手们用破旧的锚索被磨损的那一端。
· 美国人用玉米棒子、报纸、目录页和树叶。
· 因纽特人用雪块和苔藓。
· 有些国家的富人会使用喷过玫瑰香水的羊毛。

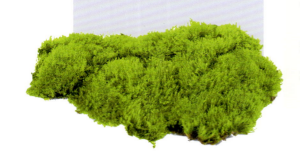

真实的故事

美国某个家庭有两个孩子，分别是6岁和9岁，他们一家在一个夏天去了丹麦。他们在这个国家玩得很开心，但是他们出旅馆和回旅馆时却发现了一件奇怪的事。当电梯开始运行时，他们看到一个标牌上写着"i fart"（我放屁了）。爸爸开玩笑说：难不成丹麦的电梯是以肠道气体为动力的？但是，他们很快发现，标牌上的文字翻译过来就是电梯正在运行。电梯上单词的念法是"依法特"。

很多寄生虫会让你生病，如贾第鞭毛虫。人们通常因接触河流和湖泊等淡水而感染贾第鞭毛虫。症状包括胃痛、恶心、呕吐和腹泻。尽管贾第鞭毛虫的名声不好，但它是地球上寄生虫当中长得最可爱的。

大便疼

如果你有便秘，你可能每周只拉一两次又大又硬的便便，或者每天都拉小的颗粒状的便便。你在排便时要很用力，或者上厕所前会感觉肚子疼，除此以外可能就没有其他症状了。

孩子们出现便秘的主要原因就是废物通过大肠的速度很慢。如果你便秘时肚子痛，这是因为肠子必须更加用力地把粪便向前推。

治疗便秘的最好方法是减少食用牛奶、奶酪、酸奶、精米和加工过的谷物食品，如白面包、饼干和意大利面。如果这样做也不行的话，就多吃点水果，尤其是梨子、西梅和无花果。另外，在身体到了大便的时候就要跟着节奏来。如果你忍着不上厕所，大便就会变得更硬，并且更难排出。有时候，大便会变得很大，以至于使肛门产生小裂口。

> ## "EWWW 这是真的"
>
> 当细菌在消化粪便中的"残羹冷炙"时，它们会产生气体，混合在你已经吞到体内的空气中。屁的组成成分包括氧气、氮气、氢气、二氧化碳、甲烷和硫化氢。大多数气体没有臭味，但是硫化氢味道特别刺激。它就是让屁闻起来像臭鸡蛋的那种化学物质。每个人平均每天要放15个屁。大多数人放屁后不会说出来，但是有些小孩子（年龄不限）喜欢告诉朋友和家人说自己放屁了。

ALL THE RIGHT MOVES

行动恰当

. . .

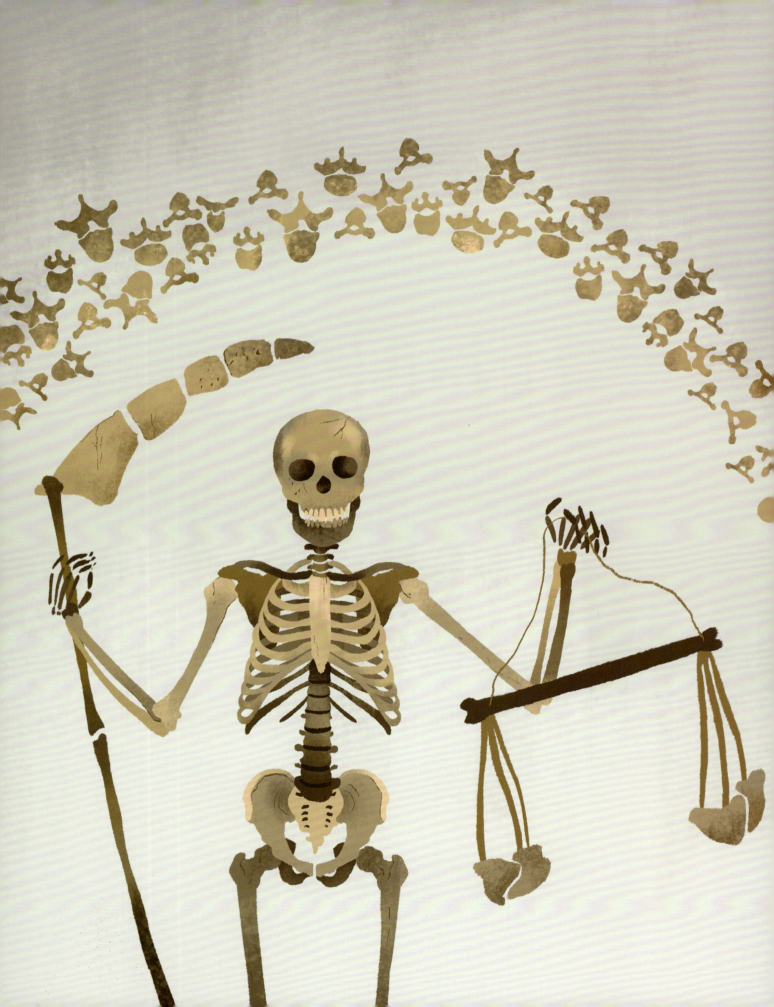

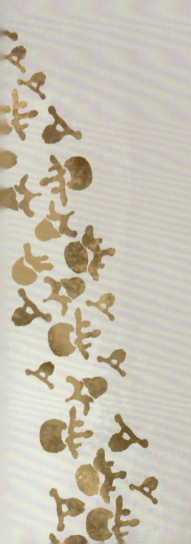

THE BONE ZONE
骨骼区

罗马的人骨教堂是由骨头装点而成的。教堂存放了从 1528 年到 1870 年的 4,000 名僧侣的骨头，它们被用来摆成华丽的造型。虽然这座教堂还保留着一些完整的骨架，但它的主要装饰是颅骨、下肢骨和其他巧妙拼凑在一起的骨头。这些设计旨在展示生命是多么脆弱和宝贵。

你的骨骼

它是什么? 它是你体内强壮的框架结构。

它在哪儿? 你的骨头从头部（颅骨）一直连到脚后跟（跟骨）。

它有多大? 你体内最大的骨头是股骨。最小的是镫骨，是中耳内的一块骨头，有声音时会振动。

它有什么作用? 你的骨头可以保护体内柔软的器官，并能让你以各种方式运动。

从骨头开始

骨头有不同的形状。长骨位于你的手臂、腿、手指和脚趾。短骨看起来像立方体和星星的混合体，主要位于手腕和脚踝。扁骨很宽，通常用于保护内脏，如保护心脏的胸骨和保护大脑的颅骨。不规则骨没有特定的形状，如你的骨盆和构成脊柱的椎骨。

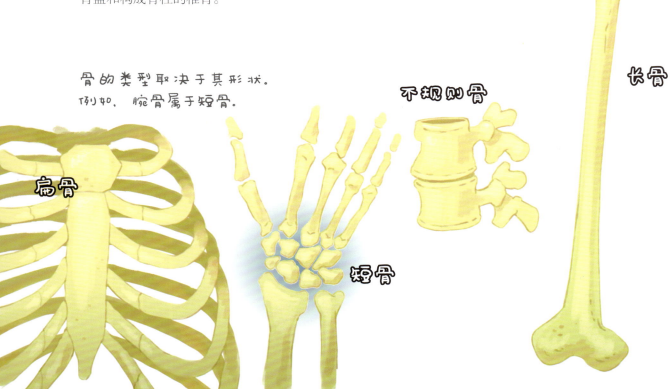

骨的类型取决于其形状。
例如，腕骨属于短骨。

扁骨

不规则骨

短骨

长骨

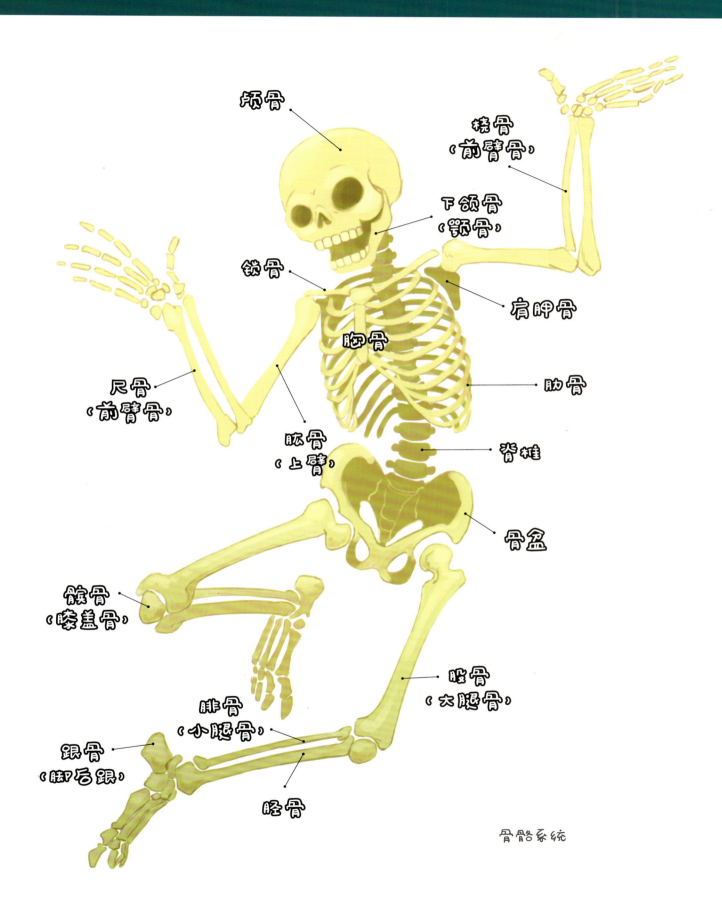

颅骨

桡骨
（前臂骨）

下颌骨
（颚骨）

锁骨

肩胛骨

胸骨

肋骨

尺骨
（前臂骨）

肱骨
（上臂）

脊椎

骨盆

髌骨
（膝盖骨）

股骨
（大腿骨）

腓骨
（小腿骨）

跟骨
（脚后跟）

胫骨

骨骼系统

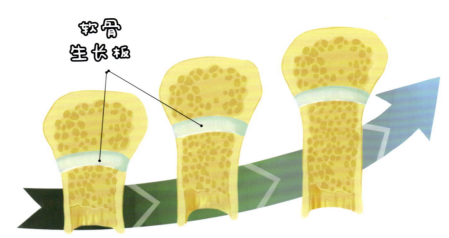

生长板和骨骼生长的特写

究竟怎么回事儿?
———

你出生时大约有 300 块骨头。其中一部分由软骨构成。这使你的骨架更加灵活,所以出生的过程就容易些了。随着你长大,软骨会硬骨化,成为骨头。另外,有许多骨头会互相融合,变得更强壮。成年时,你体内的骨头一共是 206 块。

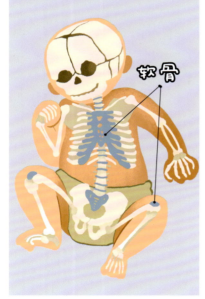

软骨

骨骼解剖

你和成年人骨头的主要区别是,你的骨头还在生长。骨头自两端生长。**生长板**是由软骨构成的,它位于长骨末端的凸起之前。新的软骨从生长板的外部长出,使骨骼变长。这时候,生长板内侧老的软骨就变成了骨头。

骨头的外部叫**密质骨**,因为它是最致密、最强壮的部分。内部叫**松质骨**。松质骨也很强壮,但它的结构使骨头略微柔韧。松质骨中的空隙中含有红骨髓,它是你造血的主要部位(见第 141 页)。黄骨髓的主要成分是脂肪,填充在骨骼的髓腔里。

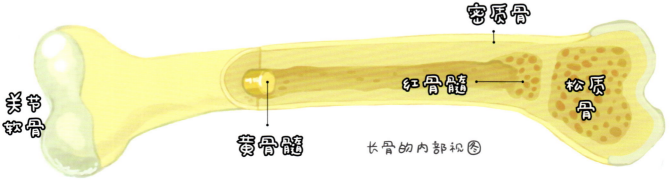

密质骨
关节软骨
红骨髓
松质骨
黄骨髓
长骨的内部视图

看看这个关节

肌腱把肌肉与骨骼相连，所以你能移动（见第 114 页）。然而，如果你不能弯曲，就移动不了多远。在这一点上你要感谢关节。

你的关节有两类，分别使你的运动范围受到限制或不受限。颅骨骨骼间的**纤维连接**不能活动。**软骨连接**把肋骨和脊柱连接在一起。它们的活动正好能让你呼吸和旋转背部。

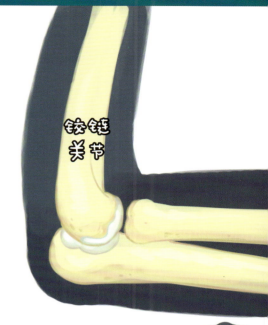

铰链关节

滑膜关节

说到关节，你想到的可能是那些能让你做出大幅度动作的关节。

● **铰链关节**使你能弯曲手肘或膝盖，就像机械铰链让你开门和关门一样。

● **杵臼关节**能让你朝着各个方向活动臀部和肩膀。它们像是游戏手柄上的操纵杆。

● **车轴关节**能让你的一块骨头顶着另一块骨头做回旋运动。如果你像在关门一样向前或向后旋转你的手，这是桡骨和尺骨之间的车轴关节使你做出这种动作。

● 其他的**滑膜关节**能使你的手和脚中的骨头运动，这样你就可以奔跑和投球。

骨头的两端覆盖有一层光滑但坚韧的组织，叫关节软骨，它使关节内的骨头活动更灵活。关节包括关节囊和能润滑骨头相互接触部位的液体，这种液体也为周围组织提供营养。

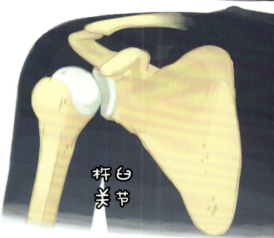

杵臼关节

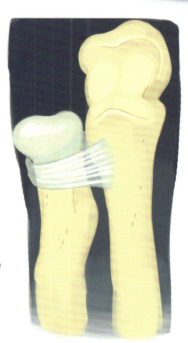

车轴关节

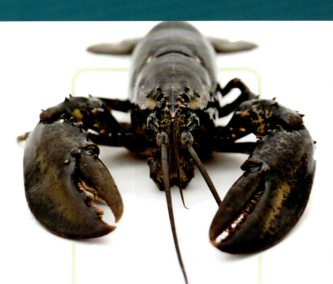

麻筋儿

如果你用特定的方式撞击手肘，会有一种刺痛感放射到前臂。这是因为**尺神经**靠近体表，它被触碰到后会让人感觉不适。

让你的骨头连接在一块儿的"胶水"

韧带是一种坚固而灵活的组织，将骨与骨连接在一起，从而能防止你的骨头散架。如果没了韧带，你的关节就会变得非常不稳定。体内超过总数一半的骨头在你的手和脚上。为了固定住这些骨头，你手上、脚上的韧带数量要比身体其他部位的更多。

"EWWW 这是真的"

哺乳动物、爬行动物、鸟类、鱼类和两栖动物的骨骼都在身体内部。这种骨骼称为**内骨骼**。有些动物，如昆虫和甲壳动物，并没有骨头。它们柔软的内在被体表的一种坚硬的结构保护着，这种结构称为**外骨骼**。龙虾在生长的过程中会经历数次蜕壳（失去外壳），其他有外骨骼的动物也是如此。

龙虾蜕壳后的2周内会很脆弱，因为新外壳开始时很软。从事龙虾行业的人称这一阶段的龙虾为"废物"。

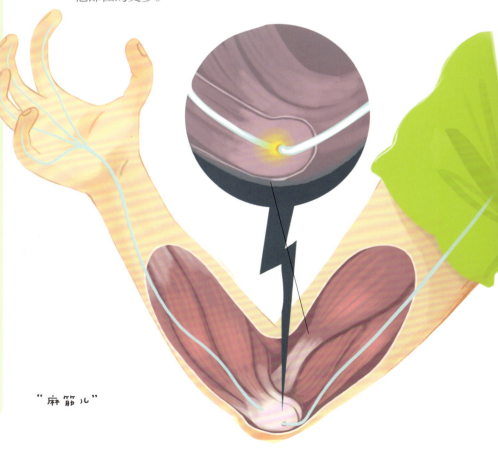

"麻筋儿"

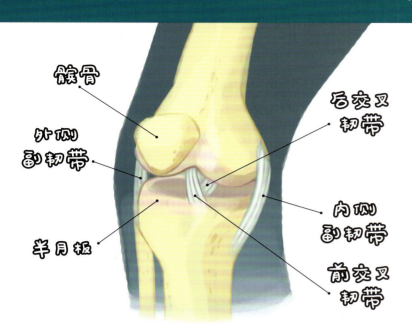

髌骨

外侧
副韧带

半月板

后交叉
韧带

内侧
副韧带

前交叉
韧带

膝关节主要韧带

关节扭了，痛到大叫

把关节扭伤不是件难事儿。你只要很用力地扭转关节或者用很别扭的姿势摔倒就行。如果扭到了关节，它的韧带和内部结构的关节就会拉伸或撕裂。这会导致关节疼痛和肿胀。治疗关节扭伤有一个标语：RICE。全称是休息（Rest, R）、冰敷（Ice, I）、加压包扎（Compression, C）和抬高患肢（Elevation, E）。你在伤后 24 到 48 个小时内要这样做。

骨折了

在你骨折时，还有很多事情发生。这个地方很快肿了，血液会凝固以阻断骨折部位的出血。接下来几周，你体内会生成新骨，使骨折部位愈合并强化新骨。新长出的骨叫作骨痂，会沉积在骨破损的位置，就像你用石膏修补墙上的洞一样。经过几个月，特殊的细胞会把多余的骨痂"吃掉"，这样你的骨头最后看起来就和骨折之前的一模一样。

真真假假大挑战

有的人是双关节。

假的。如果你说你有双关节，这意味着你的关节比其他人多。每个人的关节数量都是相同的，除非你多长了手指或脚趾。使一个人看起来像是有双关节的是其柔韧性。柔韧性好的人，他们关节的运动幅度更大。

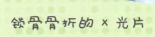

锁骨骨折的 X 光片

"EWWW 这是真的"

从 2009 年至 2011 年，史密森尼国家自然历史博物馆展出了格罗佛·克兰茨博士和他的爱尔兰猎狼犬克莱德的骸骨。克兰茨博士是一位著名的体质人类学教授，他同意将自己的遗体捐赠给科学事业，但有一个条件：他的爱犬要和他在一起！他和克莱德就成了法医人类学展览的一部分，这个学科通过研究骨骼来解决犯罪难题。

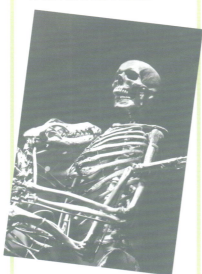

克兰茨博士和
克莱德的骸骨展览

可以笑得哈哈响，
但别把手指掰得咔嗒响

你知不知道有人把自己的指关节掰得咔嗒响？那人是不是你呢？如果是你的话，那你爸妈很可能在每次听到你的手指、脖子或背部突然发出"咔嗒"一声的时候就会心里发毛。他们也可能会担心他们咔嗒响的关节会发展成关节炎。

指关节就是手指中的关节，你身体其他部位的关节也会咔嗒作响。**滑液**是软骨和骨的润滑剂。滑液中一直溶解有很多气体。如果你拉伸指关节让它弹响，就会在囊内形成负压，这种"真空"会使溶解的气体变成气泡进入关节囊。气泡存在的时间很短，很快就破了，于是产生了特征性的咔嗒声。指关节不能反复地打响，是因为它还没有"重新装上弹药"，除非滑液中溶解了更多的气体。

关节弹响不会导致关节炎，但它会损伤固定关节的韧带。它通常会让人感觉到有点儿痛，如果你停止这种打响关节的习惯，休息一下，疼痛感就会消退。

透视人体

德国物理学家威廉·伦琴（1845—1923 年）在 1895 年发现了 X 射线。他把它命名为"X"射线是因为当时它是一种未知类型的射线。

X 射线能让医生透视你的身体。骨骼呈白色是因为它们挡住了 X 射线，其他组织则呈现出深浅不同的灰黑色。在过去 40 年里，人们发展出了超声、计算机断层扫描和磁共振成像等新技术，它们能生成有关人体内部情况的图像。

该说说脊柱了

你的脊柱由各个单独的骨头组成，它们叫**椎骨**，通过韧带、肌腱和肌肉连在一起。如果你的脊椎不是这种构造，你就不能弯腰系鞋带，或者做其他事。

脊柱有很多工作要做。它有助于你保持姿势，因此你的爸爸妈妈看到你懒洋洋的样子时就会唠叨。上部（颈椎）连接着颅骨，中部（胸椎）附在肋骨上，下部（腰椎）支撑着你的上半身，底部（骶椎）将脊椎与盆骨相连。

脊柱最重要的工作是保护从脑基底部一直连接到腰部的脊髓。感觉神经和运动神经会沿着脊髓从椎骨的缝隙间出来，控制机体功能（见第178页）。

脊柱弯了

孩子们常出现的一个问题是**脊柱侧弯**。医生会在你站立时和弯腰摸脚趾时检查你的背部。大多数脊柱侧弯比较轻微，不需要任何治疗。极少数情况下，你可能需要一个支架防止脊柱侧弯变得越来越严重。

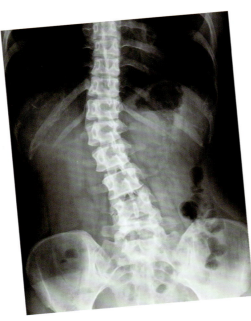

青少年脊柱侧弯的 x 光片

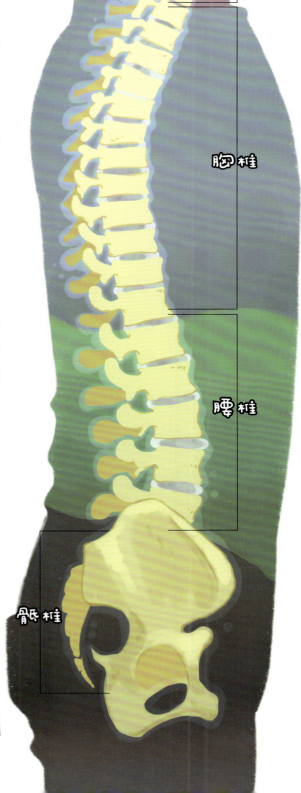

颈椎

胸椎

腰椎

骶椎

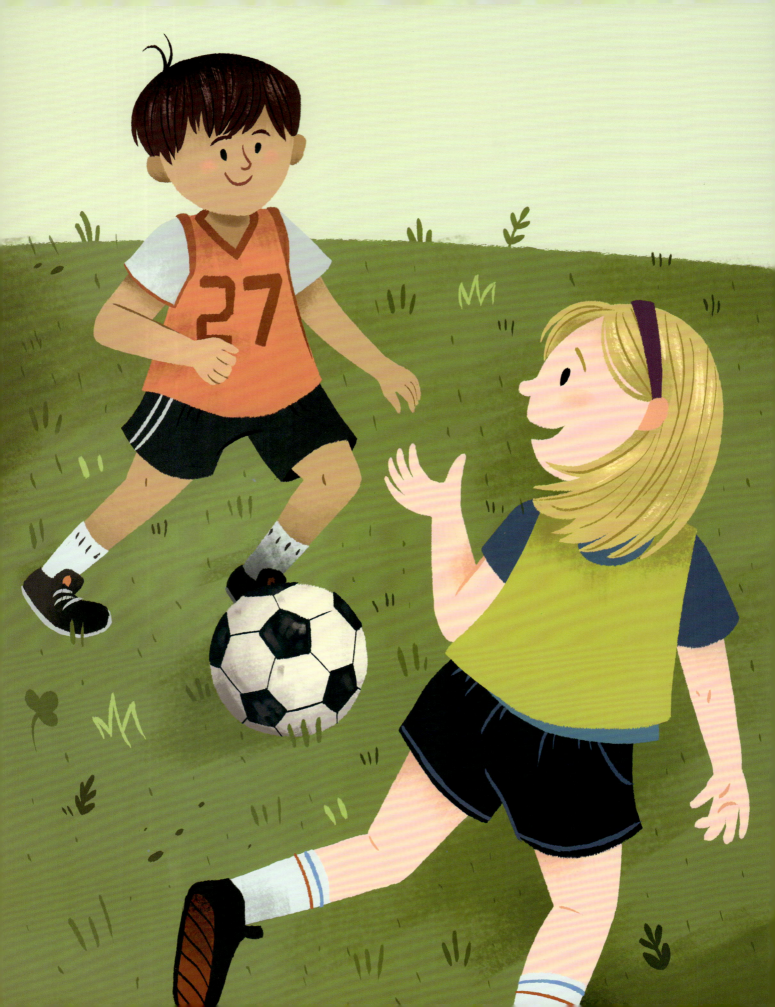

MUSCLE MADNESS

肌肉也疯狂

当你想到肌肉的时候，脑海里浮现的可能是你胳膊和腿上的大块肌肉的样子。但是如果你的眼睑上没了肌肉，你甚至不能眨眼睛。另外，没有了控制每只眼睛活动的六块肌肉，你就不能朝着爸妈翻白眼了。

你的肌肉系统

它是什么? 它是支持你骨骼的一系列肌肉。许多内脏中也有肌肉。

它在哪里? 形态、大小各异的肌肉构成你的肌肉系统。全身上下有600多块肌肉。

它有多大? 你正坐在最大的那块肌肉上。这块肌肉叫臀大肌，名副其实啊。

它有什么作用? 有些肌肉使你做出动作；有些控制机体功能，如呼吸和排尿。人体中最重要的肌肉同时也是一个器官——心脏。

骨骼肌

肌肉通过收缩（变得更小）和舒张而发挥作用。你体内的肌肉分为三类：骨骼肌、平滑肌和心肌。

骨骼肌能让你行走、进食和弹奏乐器。它们连接着你的骨骼和其他的结缔组织。它们受到随意控制，也就是说，当你想让它们动时它们就会动。

骨骼肌是你所拥有的最强壮的同时也是最容易疲劳的肌肉。这些肌肉的主要作用是平衡血压、产生动作以及通过产热来维持体温恒定。

骨骼肌经常成组出现，与特定的运动相关。如果你曲着手臂向别人展示你有多强壮，上臂的肱二头肌就会收缩，其拮抗肌即肱三头肌就会舒张。如果你伸直手臂，则肱三头肌收缩、肱二头肌舒张。运动是身体中这些**拮抗肌群**之间的复杂"舞蹈"。

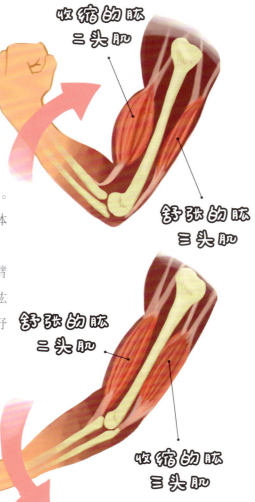

收缩的肱二头肌

舒张的肱三头肌

舒张的肱二头肌

收缩的肱三头肌

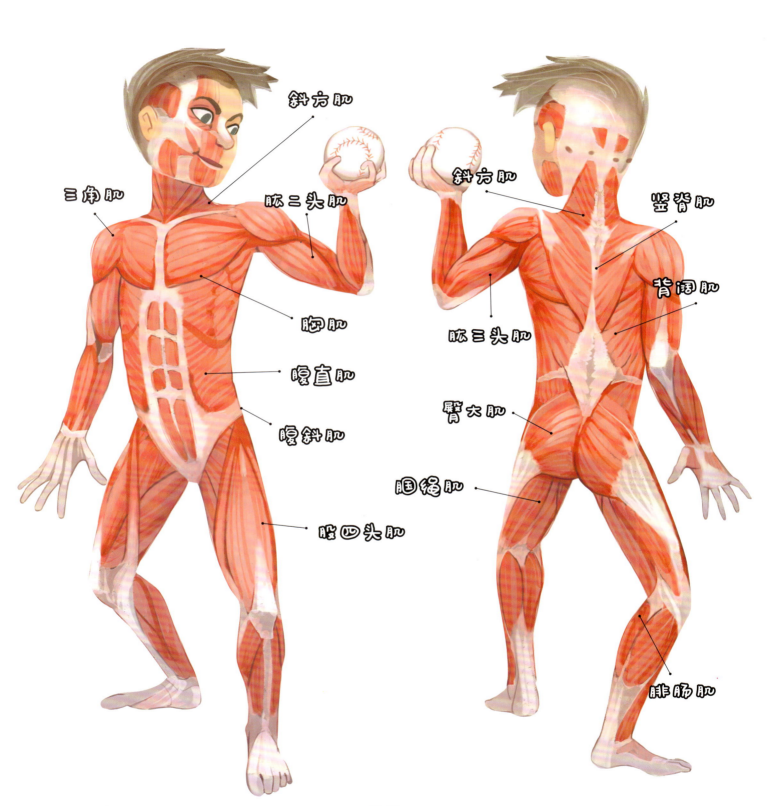

斜方肌

三角肌

肱二头肌

胸肌

腹直肌

腹斜肌

股四头肌

斜方肌

竖脊肌

背阔肌

肱三头肌

臀大肌

腘绳肌

腓肠肌

骨骼肌

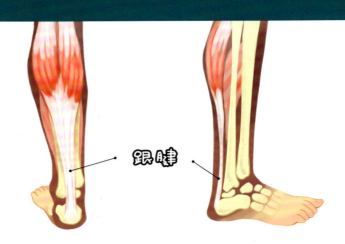

跟腱

真真假假大挑战

玩电子游戏会让你的手腕酸痛。

真的。任何重复性的动作都会使相关的肌肉和肌腱劳损而引起疼痛。大多数劳损的肌腱与其名称相关——如果你损伤了跟腱，就叫作跟腱炎。

电子游戏最初发明的时候，一些青少年开始出现在医生办公室，他们不停地按着按钮让超级马里奥兄弟或大金刚执行任务，导致手腕酸痛。这种病被戏称为"任天堂肌腱炎"。

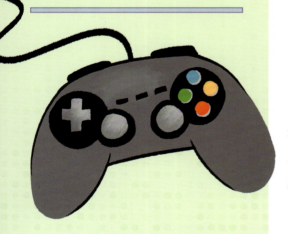

肌腱总动员

肌腱是一种坚韧的纤维性组织，将肌肉与骨骼连接在一起。有些肌腱能正确地牵拉骨骼，使之做出精细的动作，比如手指上的肌腱。其他肌腱则具有弹性，有助于肌肉的运动，比如腿上的肌腱。跑步的时候，你的腓肠肌群会随着你步伐的移动而交替收缩或舒张。肌肉舒张时，部分能量传递给**跟腱**。这将使你的下一个步伐更加有力，因为储存在跟腱中的能量会在下一次肌肉收缩时释放出来。

平滑肌

平滑肌存在于你身体结构的壁上，如虹膜、膀胱和肠道等。这种肌肉由大脑的非意识部分自动控制。平滑肌的收缩可以将肠子里的食物和垃圾向前推进。这样真的很省事啊，因为假设你要用大脑控制消化过程，那你就剩不下多少脑力去看书了！

究竟怎么回事儿？

马提亚·施利特天生就患有某种罕见的骨骼病，这使他的右臂比左臂要大。他并没有把这个看作缺陷，而是成为一名职业掰手腕选手。施利特用他那有天分的右臂获得许多德国和国际的锦标赛冠军。他的小臂肌肉太壮了，看起来酷似大力水手波派。

心肌

你身体中的第三种肌肉是**心肌**，它就位于心脏。心肌也不受意志控制，但它的特殊之处在于它能持续工作而不会疲劳。心脏平均每分钟跳动 80 次，也就是说，心脏每天要跳 115,000 多次！如果你试着用那么快的频率握拳，那你很快就会感觉手累了。

体内的细胞从线粒体这种微观结构中获取能量（见第 199 页）。线粒体是人身体里的电池，可以自我充电。心肌能在工作上胜过骨骼肌和平滑肌，是因为它含有更多的线粒体。

感受酸痛

锻炼的时候，你加快呼吸，向体内吸入更多的氧气并排出二氧化碳。氧气充足时肌肉能更好地工作，但没有氧气时肌肉也能工作一段时间。如果肌肉供氧不足，就会产生一种叫作乳酸的副产物。这是剧烈运动时肌肉酸痛的原因之一。

扭伤关节，拉伤肌肉

如果你锻炼过度或者牵拉肌肉，某些肌肉纤维会撕裂。这叫作**肌肉拉伤**，它通常会导致肿胀、疼痛和僵硬。这和你扭伤关节时的情况很像，但此时受伤的是肌肉而非韧带。疼痛常持续几天。冰敷、休息和使用止痛药有助于缓解疼痛。

" 试试这个 "

锻炼时身体会消耗许多能量。部分能量被转化为热能，使你体温升高。你可以在剧烈运动前和运动后 30 分钟分别量一下体温，运动后的体温应该会升高 1 到 2 摄氏度。

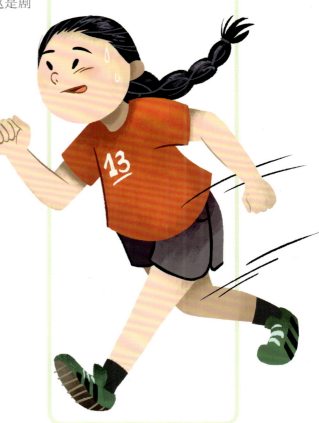

KEEP IT COMING

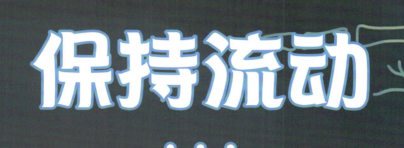

保持流动

• • •

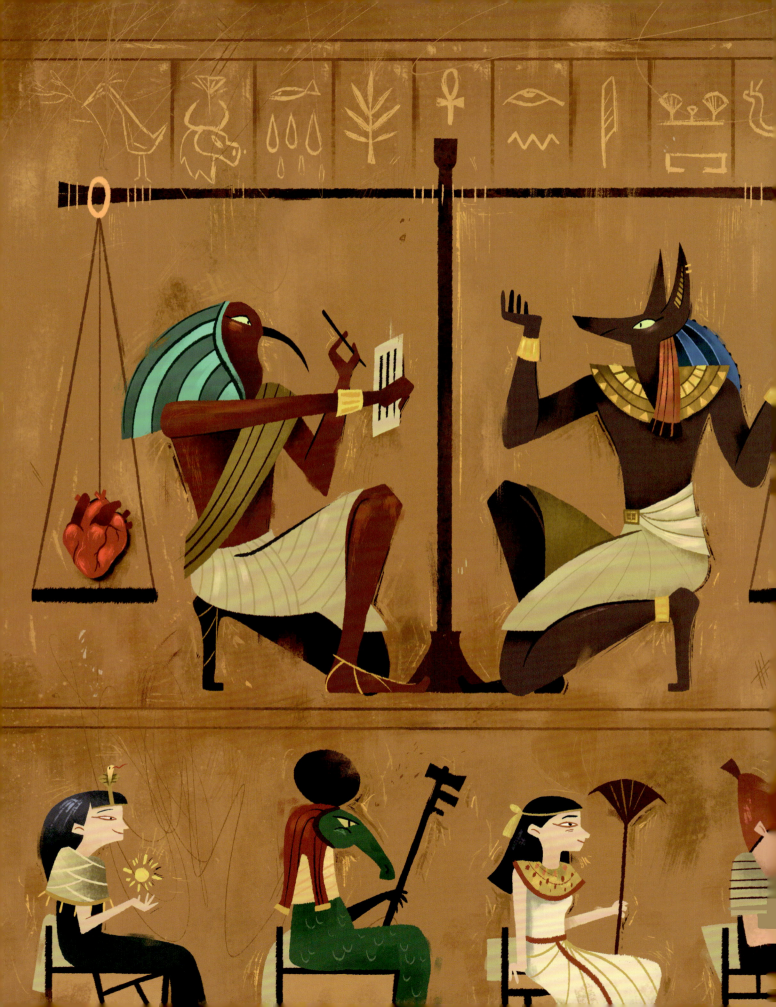

ONE GOOD
PUMP
DESERVES
ANOTHER
心脏扑通扑通跳

古埃及人坚信心脏是思考、感觉和灵魂的中心。因此，在他们制作木乃伊为来世做准备的过程中，心脏被留在原来的位置，而其他的器官则被放在罐子里。人们认为脑子无用，就把它给丢了。

你的心脏

它是什么？ 它是器官，也是肌肉。

它在哪儿？ 它在你的两肺之间，差不多位于胸部正中、稍微向胸骨左侧偏一点儿的位置。心尖部指向左侧。

它有多大？ 它随着你的生长而生长。你的心脏和你的拳头差不多大。

它有什么作用？ 它通过两条路径将血液泵入身体的每个部分。右半心脏将血液泵入肺，从而排出二氧化碳并吸入新鲜的氧气。左半心脏将富含氧气的血液输送到身体的其他部位。

把它泵出去

用最简单的话说，你的心脏就是一个泵。它真是一个了不起的泵！心脏通过由**血管**构成的长管道系统推动血液在你的全身循环。这样，氧气和营养物质就会被输送到**细胞**中（见第 198 页），废物会被带走。你的细胞要发挥作用，不仅需要氧气和营养物质，还必须清除代谢废物。

心脏有四个腔。在右侧有**右心房**（位于心脏的右上方）和它下面的**右心室**，在左侧对应的相同位置是**左心房**和**左心室**。

一堵叫作横膈膜的墙把心脏的两侧隔离开。房间隔把左、右心房分开，室间隔把左、右心室分开。

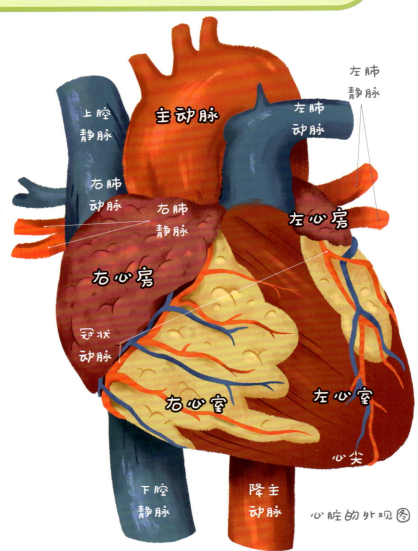

上腔静脉
主动脉
左肺静脉
左肺动脉
右肺动脉
右肺静脉
左心房
右心房
冠状动脉
右心室
左心室
心尖
下腔静脉
降主动脉

心脏的外观图

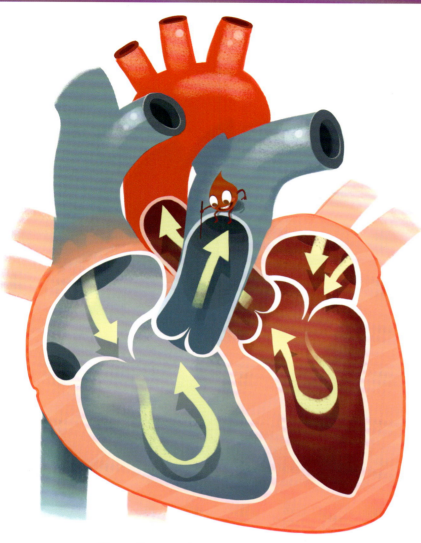

心脏的内视图，显示血流

血液是单向循环流动的

心室中有瓣膜，引导血液向正确的方向流动。当右心室泵血时，三尖瓣关闭，确保所有血液都流向肺。当左心室泵血时，二尖瓣关闭，确保所有的血液都流向身体。

心脏中的四个**瓣膜**就像门一样：它们开放时，血液从中流过；接着闭合，这样血液就会继续前进而不会逆流了。

真真假假大挑战

心脏从不休息。

假的。大多数人会认为心脏永远不休息，因为它必须每天24小时不停地泵血来保持你的活力与健康。虽然心脏马不停蹄地工作，但它也需要休息，只是它的休息方式很巧妙。

心脏把血液泵入动脉后就要休息了，这样它才能蓄满血液进行下一次泵血。尽管心脏在每次收缩之后只能休息一小会儿，这也是非常重要的！

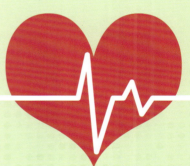

心脏跳动时的声音是什么样的？

咚——嗒，咚——嗒，咚——嗒……这些声音是瓣膜关闭所产生的。二尖瓣和三尖瓣关闭会发出"咚"的声音，而主动脉瓣和肺动脉瓣关闭则产生"嗒"的声音。

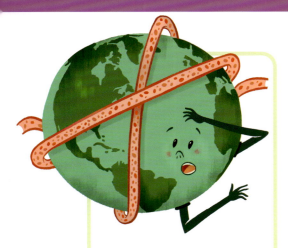

"EWWW
这是
真的"
· · · · · · · · · · · · ·

成人的血管长约 160,000 千米，遍布全身各处。这个长度足够绕地球转四圈多了！

血液的流动

　　整个的血流体系称为**循环系统**。血液充盈在身体各处的血管之中。运输从心脏而来的血液的血管称为**动脉**，将血液输送回心脏的血管称为**静脉**，**毛细血管**是最小的血管。

　　哦，对了！心脏和身体的其他部位一样，也需要氧气和营养。心脏的血液来自冠状动脉。在左心室收缩后，主动脉中就充满了血液。大部分血液继续前进，灌注于你的全身，但有一部分血液会在左心室舒张时向心脏回流。冠状动脉的开口正好位于主动脉瓣的外侧。在每一次泵血周期结束时，冠状动脉里就会充满血液。

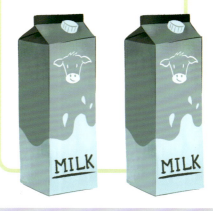 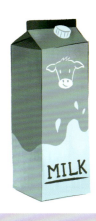 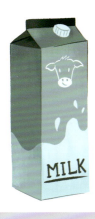 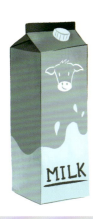

究竟怎么回事儿？
━━━━

心房和心室两者几乎同时泵血。成年人的心脏每分钟泵血量约为 5 夸脱（约 4.7 升）。

少氧血通过右心房进入心腔。房中充满这种血液，然后将其泵入右心室。

左心室是最大、最强壮的心腔，它收缩并将血液泵到全身。

血液流回左心房，左心房中充满了这种富氧血并将它泵入左心室。

右心室将血液泵入肺。

血液在肺中得到氧气"补给"。

肺循环和体循环

不携带氧气的
红细胞

血流

毛细
血管床

静脉

动脉

粗细不一的血管

你的体内有一张复杂的血管网，它将血液和养分运送给每个细胞。最大的血管主动脉，与心脏相连处的直径约 35 毫米，这大概有花园中浇水的管子那么粗。最细的血管是毛细血管，其管径只比红细胞稍微大一些（见第 139 页）。

开启旅程

最靠近心脏的血管最粗，最远离心脏的血管最细。小的动脉叫小动脉，小的静脉叫小静脉。毛细血管床是氧气和养分进行交换的区域，它是由数条毛细血管组成的，连接着器官和组织中的动脉与静脉。

毛细血管中的氧气和
养分交换

携带氧气的
红细胞

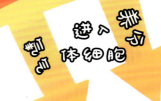

进入 养分
血液 体细胞

你的脉搏

当血液急速地流过你的动脉时，动脉通过舒张和收缩对你的心脏所产生的压力做出反应。这就形成了**脉搏**，可以在靠近皮肤的动脉上感受到。

动脉壁包含平滑肌和一种叫弹力蛋白的结缔组织，它们使得动脉在血流通过时能够扩张和收缩。静脉中也有弹力蛋白，但是由于它们所处的压力环境与动脉不同，所以管壁较薄。

静脉还有额外一道保障。由于静脉血的流动速度没有动脉血那么迅疾，血液可能在流回心脏的路途中出现"反流"。为了弥补这个缺陷，静脉就配备了防止血液向错误方向流动的瓣膜。另外，肌肉通过收缩和舒张有助于把静脉血"挤"向心脏。

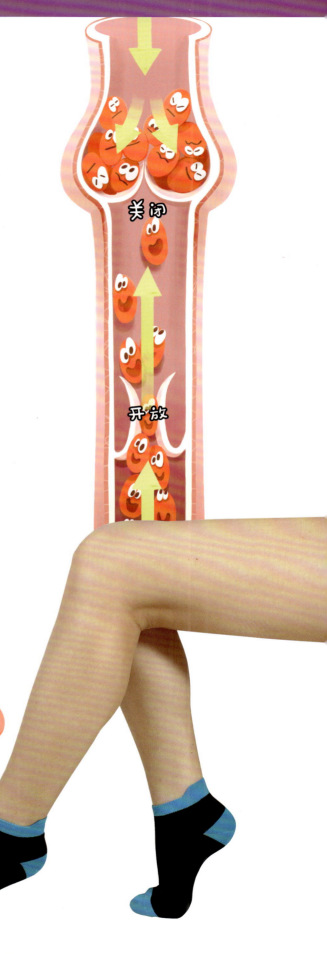

关闭

开放

二氧化碳

来自体细胞

无用废物

你能听见心跳吗？

早在听诊器发明以前，医生就知道身体中声音的存在，但是为了听见这些声音，他们不得不把耳朵贴在他们想听的身体部位。医生有时会在病人身体上放一小块布，然后弯腰倾听。你能想象把你的耳朵贴在一个长满胸毛、出汗的中年男子的胸部是什么感受吗？太恶心了！

一位叫何内·雷奈克的法国医生在 1816 年发明了听诊器。据说，雷奈克医生被叫去看一位患有心脏病的妇女。在去看望病人的路上，他看见一群孩子在一堆木材上玩耍。其中一个孩子用钉子敲击着一根木梁的一端，另一个孩子则在另一端听声音。雷奈克医生意识到声音可以通过木头从一端传递到另一端。

当雷奈克医生到了病人家里后，他没有采用常规技术听心音，而是把一张纸卷成一个圆筒靠在这名妇女的胸口上。雷奈克医生之后记录说，他这样听到的声音比以往把耳朵贴在病人胸口听到的要更加清晰。

第一个听诊器是木质的，设计成单耳式。也就是说，医生只用一只耳朵听病人的声音。19 世纪 50 年代，人们发明了带有软管和两个听筒的听诊器。

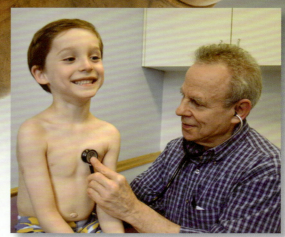

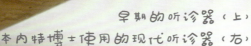

早期的听诊器（上）
本内特博士使用的现代听诊器（右）

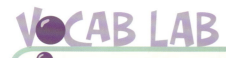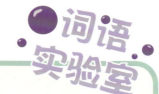

VOCAB LAB　词语实验室

心动过速

医学术语，指心率快。

心动过缓

医学术语，指心率慢。

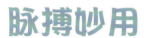

脉搏妙用

医生检测桡动脉脉搏的通常做法是：把食指和中指按压在你手腕的外侧，距大拇指根部约 2.5 厘米处。学龄儿童的心率范围为每分钟 70 至 110 次。

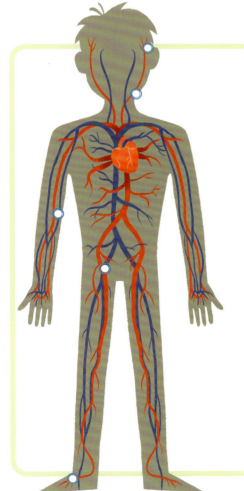

"试试这个"

把食指和中指按压在拇指下方、手腕的外侧，来检查自己的脉搏。

其他动脉处也能感受到脉搏。以下是其中一些，你能找到它们吗？

· 颞动脉在太阳穴处，距离眉毛约 2.5 厘米。

· 颈动脉就在你的气管旁边，靠近喉结。抬起下巴最容易摸到它。

· 肱动脉位于肱二头肌肌腱与肘关节相交的位置。你的手臂伸直时最容易摸到。

· 股动脉位于腹股沟内侧。你的腿伸直时最容易摸到。

· 足背动脉在你的脚背与腿部相交部位的下面。膝盖弯曲着坐好，这样最容易摸到。

感受压力

血压就是心脏泵血时施加于血管的压力。医生们用一种特殊的袖带测量血压，检查是否有**高血压**。孩子们很少有这种疾病，但是医生们会在你年度体检时测量血压，以确认你的血压是否正常。

测量血压时，要记录两个数据。第一个是收缩压，第二个是舒张压。这两个数值有助于医生们判断你的身体是否健康。

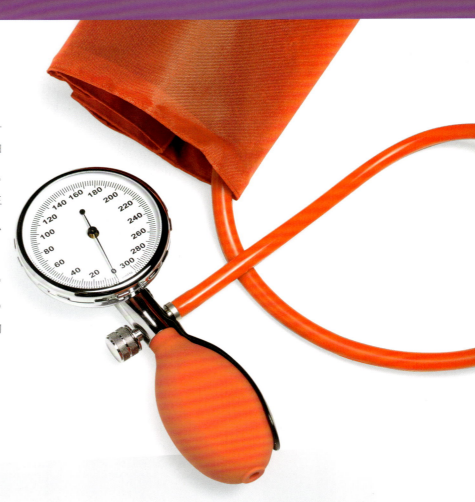

Dr B's Tips

本内特博士的小建议

出现了什么问题？ 有心脏杂音。

这是什么意思？ 心脏杂音是血液流经心脏或者心脏周围血管时产生的声音。杂音通常呈"呼呼"或"咔嗒"的响声，是在心脏正常的咚一嗒声外的额外心音。

为什么会有杂音？ 如果你把水管举到耳朵边上再把它稍微弯折，水管中的水流就会加速，产生一种呼呼的响声。心脏产生杂音也是同样的原理。

为什么会得这种病？ 孩子中绝大多数心脏杂音都是正常的，也就是说，它们不是心脏毛病引起的。杂音会随着孩子年龄的增长而"消失"，这是因为胸壁变厚了，声音就很难听到。

应该怎么办呢？ 有时，有心脏杂音的孩子会被送往心脏病专家那里去确认杂音是否正常。在绝大多数情况下，评估结果都是正常的。

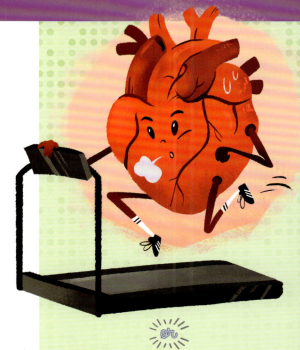

感觉头晕吗？

周六早上你醒来后想到不用起床去上学了，是不是觉得很棒？不久后你的睡眠是不是被突然来自膀胱的你得去尿尿的恼人信号粗暴地打断了？但是，当你一站起来往洗手间走去时，你就会感到头晕，不得不坐下来，直到你的头脑恢复清醒。

你所经历的是一过性低血压，这是因为你站起来时血液会"汇聚"到你的腿部。当你的大脑意识到它没有获得所需的全部血液和氧气时，你就会感到头晕。这时你应该马上坐下来，与此同时你的神经系统（见第178页）会迅速做出调整，从而使你的血压升高并让你重新站立起来。

在以下几种情况中，你从坐着或躺着的姿势站起来时头晕的概率会增加。

- 你生病了。
- 你的饮水量不够，特别是天气很热的时候。
- 你没吃饭。
- 你站立的时间太长。

真真假假大挑战

运动时，你的心率会增快。

真的。运动期间，你的肌肉需要更多的氧气，并且你的细胞也会产生更多的需排出体外的二氧化碳。为达到以上目的，唯一的方法就是让心脏跳动得更快些，这样它就能让更多的血液流经你的肺和全身。

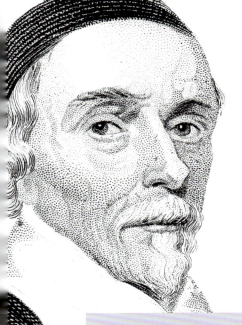

究竟怎么回事儿？

英国医生威廉·哈维（1578—1657年）是第一个掌握心脏与循环系统的联系的人。在他之前的医生们认为肝脏产生静脉血，而心脏只是把血液泵入动脉。哈维医生推断，血液在一个闭合的循环系统之中流动，通过动脉离开心脏，再通过静脉流回心脏。

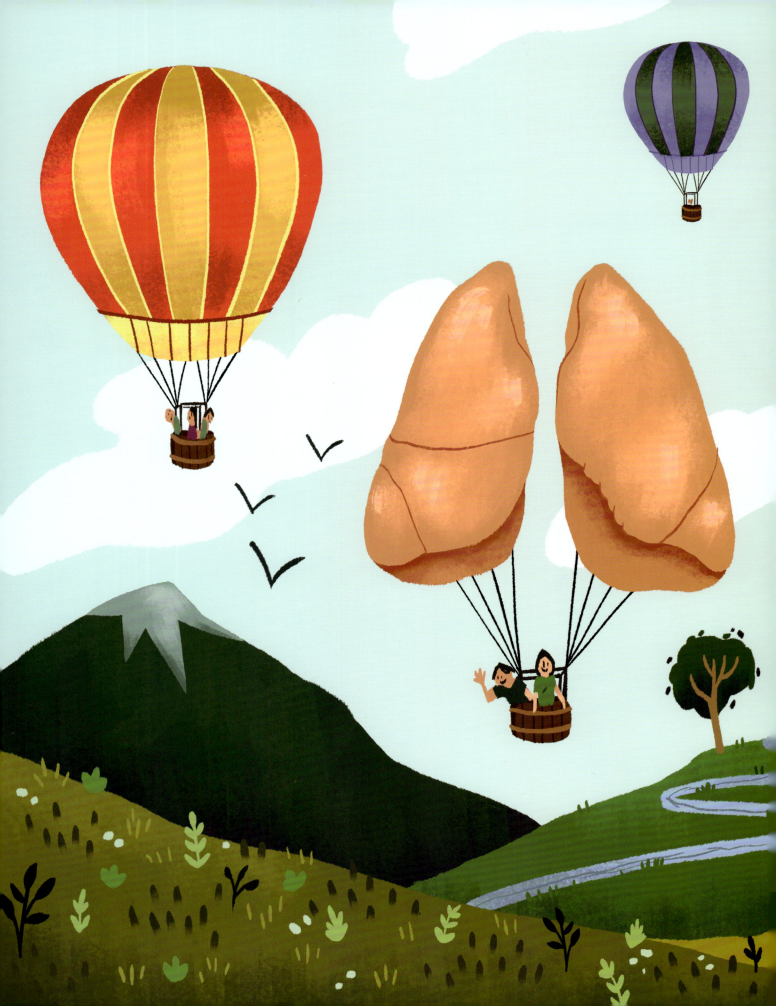

IN WITH THE GOOD AIR, OUT WITH THE BAD
吐浊纳清

你吸入的空气中有 21% 是氧气，剩下的是氮气、二氧化碳、水蒸气和其他气体。在你每一次吸气时，你肺部的数百万个小肺泡就会像气球一样变大。每次呼吸都会使你的身体吸收氧气，并排出二氧化碳。

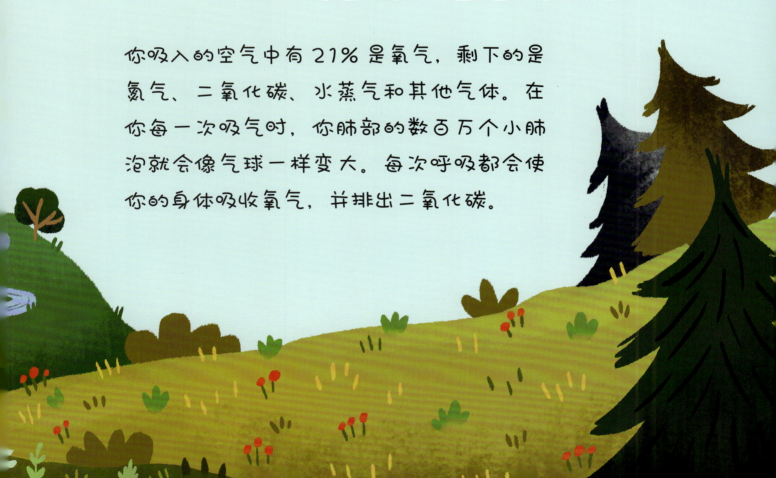

你的肺

它们是什么？ 肺是你身体里的器官。

它们在哪个部位？ 你的左右两侧各有一个肺。它们位于你胸廓之中的胸腔内。每一侧肺的顶部正好位于你锁骨最内侧的下方。

它们有多大？ 肺中有数百万个肺泡，它们是让氧气和二氧化碳进出你身体的气囊。如果你把两个肺铺平，它们的面积相当于半个网球场那么大。

它们有什么作用？ 肺有助于你吸收空气中的氧气，这让身体里面的细胞可以正常工作。它们还能让你呼出二氧化碳，这些是细胞工作后产生的废气。

怎么获得氧气?

并不是所有动物都有肺。有些动物，如生活在太平洋海底约 1.6 千米深处的巨型管虫，依靠栖息地中的细菌提供氧气。其他如普通的蚯蚓，则通过皮肤来吸收氧气。而你则是一个拥有数十亿细胞的复杂生物，为这些"饥饿的"细胞供氧的唯一方式就是通过一个系统把氧气吸收进来，再把它输送到全身。

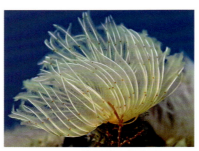

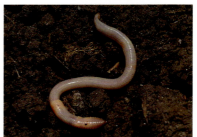

支气管树

支气管树是你的气管（见第 133 页）的延伸。气体流经咽喉部后会继续流向你的肺。在喉结下方约 10 厘米处，气管分叉形成两根大的**支气管**，一根通往左肺，另一根则通往右肺。支气管在你的肺中继续分叉，变得越来越细，一直到**肺泡**所在的位置。肺泡是微小的气囊，即小囊泡，用于交换氧气和二氧化碳。每一侧肺有数百万个肺泡。

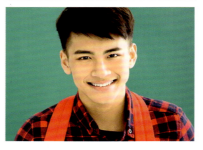

巨型管虫（上）
蚯蚓（中）、人类（下）

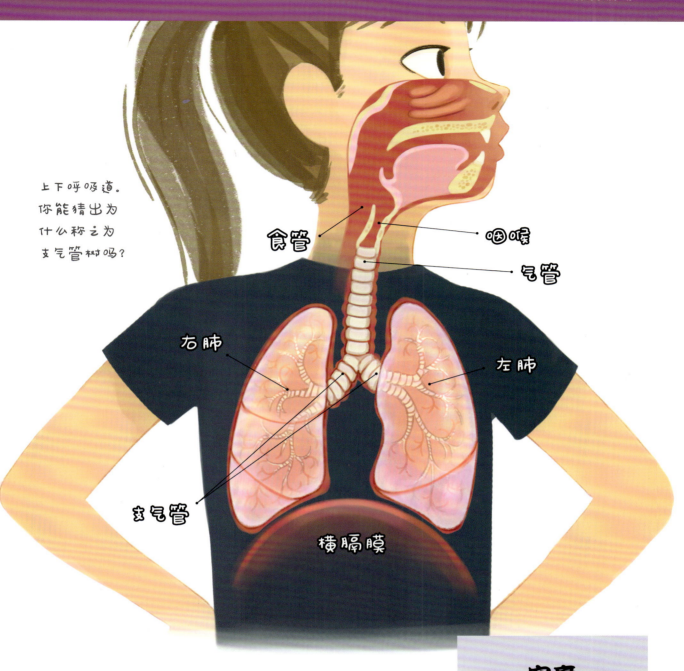

上下呼吸道。你能猜出为什么称之为支气管树吗?

食管

咽喉

气管

右肺

左肺

支气管

横膈膜

最大的支气管是由软骨环和支持组织如气管组成的。管腔内壁有黏液腺,能让空气变得温暖湿润;还有纤毛,呈毛发状,可以清除来自呼吸道的垃圾。最小的支气管的管径只有 1 毫米,大约有一个 10 美分硬币那么厚。细支气管通过平滑肌来维持形状,而不是软骨。

究竟怎么回事儿?

一个人平均每天大约要呼吸 20,000 次!

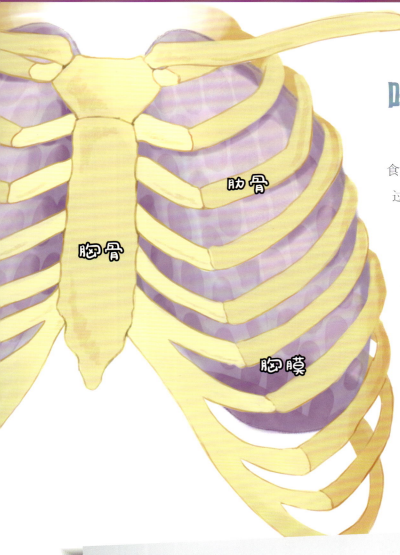

肋骨

胸骨

胸膜

呼吸一口新鲜空气

你的肺所在的位置是胸腔，胸腔里还有心脏和食管。肺和脑一样都很软。与脑不同的是，肺得通过运动来履行自己的职责，所以它们需要一种异于颅骨的保护措施。胸廓就是肺和心脏的保护罩。它由附着于脊柱的 12 对肋骨和前部的**胸骨**组成。肋骨通过肌肉、肌腱，还有其他的结缔组织相连。

肺的外表面和胸腔的内表面都有薄膜覆盖，称为**胸膜**，这些膜之间会产生少量液体，它可以润滑你的肺，使呼吸运动变得顺利。

Dr B's Tips

本内特博士的小建议

出了什么问题？ 得了支气管炎。咳嗽和感冒是儿童最常见的感染。大多数情况下，你会出现鼻子充血、流鼻涕和咳嗽的症状，这会持续一两个星期。有时在几个星期之后咳嗽变严重了，医生会诊断你为支气管炎。

这是什么病？ 顾名思义，支气管炎就是支气管发生了感染。

应该怎么办呢？ 它多数是由病毒引起的，你不必使用抗生素就能使之好转。通常你要做的就是休息、多喝水，以及服用退烧药。

穹庐之下

横膈膜是一层薄薄的穹隆形的肌肉和肌腱，它将胸部与腹部隔开。当横膈膜收缩时，胸腔向下拉伸，胸腔内形成轻微的负压，因此空气就能充满你的肺。与此同时，与你肋骨相连的肌肉收缩，使胸腔变大，这有助于空气进入肺。当横膈膜松弛时，它恢复成穹隆形，气体就缓缓地从肺中释放出来了。你呼气的时候，与你肋骨相连的肌肉并不工作，除非你在擤鼻涕或者因为其他原因而用力呼气。

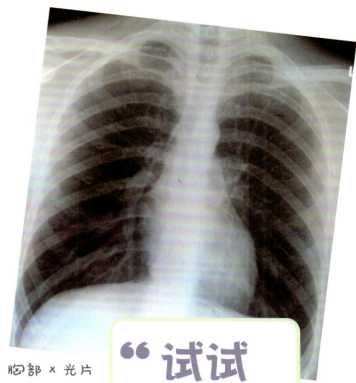

胸部 X 光片

"试试这个"

二氧化碳可以调节你的呼吸频率，虽然这听上去不可思议。你可以通过一个简单的实验进行验证。让朋友数一下 30 秒内你的呼吸次数。然后深呼吸 30 秒，之后再让你的朋友计数 30 秒内的呼吸次数。这回的呼吸次数会少一些，因为在你过度通气（用力呼气和吸气）的时候，你呼出了过量的二氧化碳，从而减少了对呼吸的刺激。

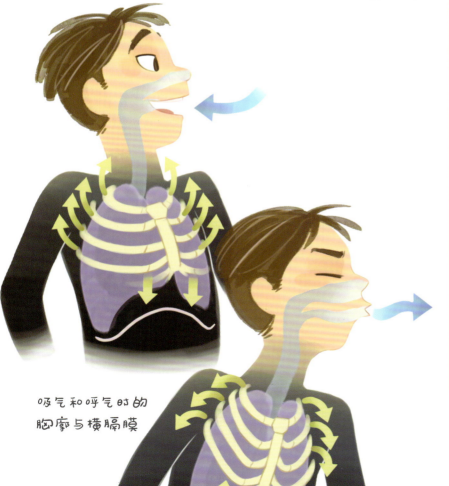

吸气和呼气时的胸廓与横膈膜

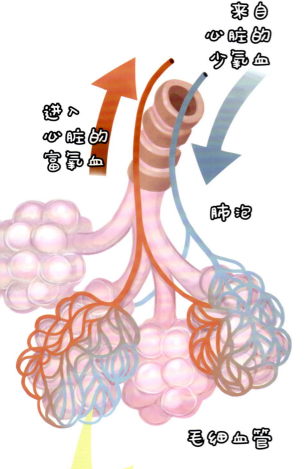

来自心脏的少氧血

进入心脏的富氧血

肺泡

毛细血管

进行交换

空气进入肺泡时，呼吸周期的最后一步就开始了。虽然空气中的氧气含量只有 21%，但是这已经能够满足你细胞的需求。肺泡中的氧气通过周围的毛细血管进入红细胞。同时，二氧化碳会反向离开肺泡，并在下一轮呼吸中被呼出去，就像乘客搭公交。

打嗝

打嗝时，脖子就受罪了！当横膈膜快速收缩且与呼吸无关时，就会出现打嗝。这种肌肉运动会使得一连串气体快速进入体内。同时你的喉部有东西绷紧，迅速阻止空气涌出。因此，每次打嗝末尾会发出鸟鸣声。

我们尚不清楚导致打嗝的原因。最常见的理论是：控制横膈膜的某个神经受到了刺激，导致肌肉痉挛。

通常几分钟内打嗝会自行停止。多年来，人们已经尝试了很多治疗方法，如屏住呼吸、吞下一勺糖等，但没有一个被证明是有效的。

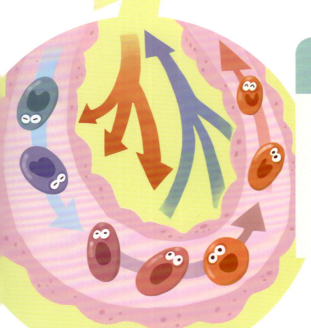

真实的故事

2010 年，一名 75 岁的老人因为呼吸问题去医院看病。做了多项检查后，医生们竟在他的肺里发现了一粒 2.5 厘米大小发了芽的豌豆！这个人曾经不小心把一粒豌豆吸到了肺里，而这粒豌豆就在这个不合适的位置生根发芽了。把它取出来后，他的病就好了。

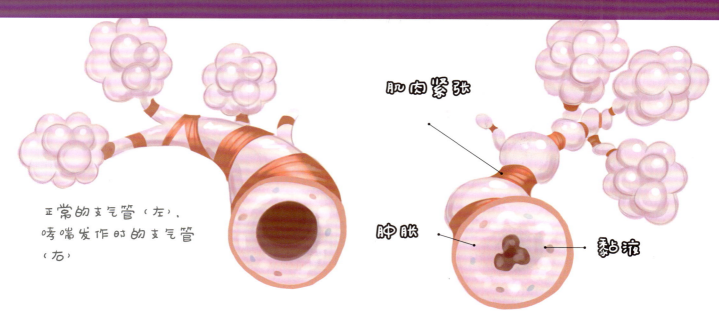

肌肉紧张

正常的支气管（左），
哮喘发作时的支气管
（右）

肿胀

黏液

Dr B's Tips

本内特博士的小建议

出了什么问题? 是哮喘。哮喘现在又被称为反应性气道病，这个术语能更好地说明体内出现的状况。也就是说，支气管在暴露于某些刺激因子的情况下变得有反应（敏感）。

这是什么病? 哮喘时，支气管会肿胀、痉挛和分泌更多的黏液。有哮喘的人会咳嗽、喘息，有时候会因为呼吸困难而去医院就诊。试着用饮料吸管呼吸，这样你就知道哮喘发作是什么感受了。

为什么会得这个病? 哮喘通常是由过敏原、污染或感冒引起的。有一种哮喘叫"咳嗽变异性哮喘"，这种病人不喘，也不会出现呼吸问题，他们的典型表现就是每次感冒时都会咳嗽2到3周。如果你或者家里人基本上每次感冒时都会反复咳嗽，你们可以找医生看看你们是否有这种轻微的哮喘。

哮喘也会由运动诱发。因此，如果你长时间跑步时出现呼吸困难或频繁咳嗽的情况，要告诉父母。运动引起的哮喘很容易处理，跑步前吃药就行了。

它会传染吗? 虽然别人的感冒会传染给你，但哮喘是不会传染的!

应该怎么处理呢? 各种类型的哮喘都可以用吸入性药物来治疗，这些药物会进入你的肺部，减轻痉挛和肿胀，并减少黏液的分泌。

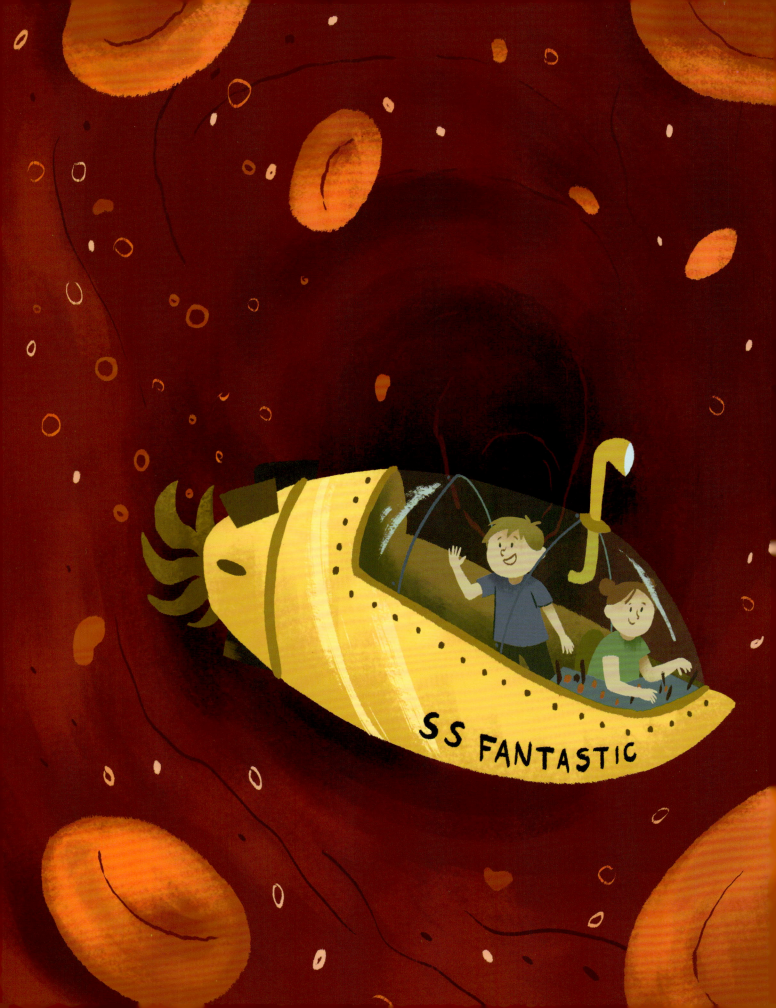

IN THE RED:
THE BASICS OF BLOOD

红色液体的秘密：血液的基础

想象一下，你缩小到一个红细胞那么大，然后搭乘一艘微型潜水艇在循环系统中兜风。这将是一次穿越人体的奇妙旅程。

你的血液

它是什么？ 它是一种液体，其中包括由红细胞、白细胞和血小板组成的固态成分，以及称为血浆的液体。

它在哪里？ 它无处不在！你的身体里有数千千米长的血管，里面容纳了大约28升的血液，这些血液被注入你体内的每个细胞！

它有什么作用？ 红细胞把氧气送到全身。白细胞保护你免受感染。血小板有助于血液凝固进行止血。血浆向体内所有细胞输送营养物质，且有助于排出代谢产物。

它来了

血液从你的心脏出发，穿过动脉，到达你体内的每个细胞。动脉从心脏发出后，变得越来越细，最后就成了毛细血管，它大约只有人头发的三分之一细。

红细胞

红细胞看起来就像两面都被压凹进去的彩虹糖，但比后者要小得多。凹进去的部分增加了它们的表面积，提高了它们将氧气输送给细胞的效率。红细胞膜非常柔软，因此，红细胞能像水球一样被压扁，并能通过改变形状来适应体内细小的毛细血管。如果你把140个红细胞首尾相连地排在一块儿，它们也只有1毫米长。

血红蛋白魔法师

红细胞中充满了**血红蛋白**，这种复杂的蛋白质使这些细胞具有了颜色。血红蛋白分子由四个亚基组成，每个亚基各自结合了一个铁原子。正

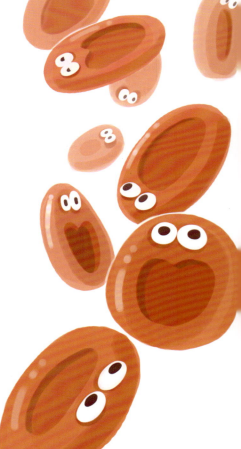
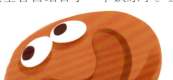

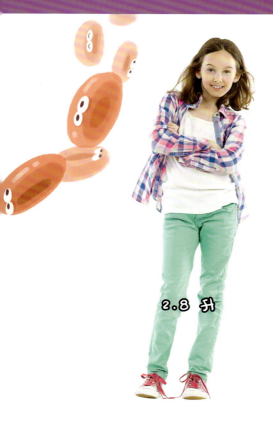

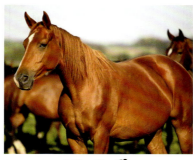

55.8 升

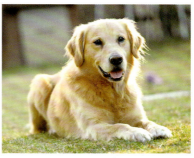

2.3 升

2.8 升

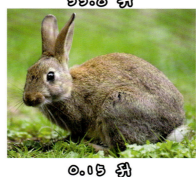

0.15 升

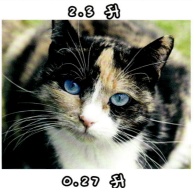

0.27 升

一些常见动物体内的血液总量

是血红蛋白中的铁才让它具备了运输氧气的功能。

红细胞寿命约 115 天。在它们变"老"后，一个叫作脾脏的器官会把它们从血液循环中清除。但是血红蛋白中的铁是比较宝贵的资源，所以，红细胞不会只被弃置，而会被分解掉，这样铁就能被回收利用，用于生成新的细胞。

红骨髓

血管

黄骨髓

骨髓是什么？

骨髓是骨头里类似于布丁的物质。黄骨髓中主要是脂肪，见于长骨的中心部位。红骨髓则见于扁平骨（骨盆、头骨、胸骨和肋骨）和长骨末端的骨松质中。红骨髓生成了人体全部的红细胞和血小板，以及大约 70% 的白细胞。另外 30% 的白细胞是在肝脏和淋巴系统中生成的（见第 166 页）。你的骨髓每天会产生数十亿个新的细胞。

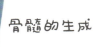

骨髓的生成

真真假假大挑战

你的静脉血是蓝色的。

假的。动脉中的血液呈鲜红色，而静脉中的血液则为暗红色。

静脉之所以看起来呈现蓝色，是因为你是透过皮肤和组织来观察它们的。白光是由各种波长的光组成的。红苹果呈"红色"是因为当光照射到苹果上时，除红色之外的所有波长的光都被吸收了。红色波长的光则从苹果上反射回来，形成了它的颜色。当光照射你皮肤中的静脉时，这些组织会吸收除蓝色之外的所有波长的光。蓝色波长的光被反射回来，使静脉呈现蓝色。

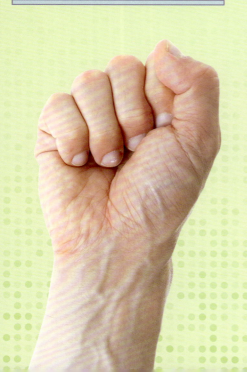

你是哪种血型？

基本血型有 A 型、B 型、AB 型和 O 型。另外，血液也可能是"阳性"或者"阴性"，这与血液中的 **Rh 因子**有关。O 型阳性血是最常见的血型，AB 型阴性血则是最少见的。

你的血型指的是红细胞上的标记物——就像你家的门牌号——这让你的身体能够进行自我识别。如果你是 A 型血，你体内就会有针对 B 型血的抗体。输血时如果血型不符，就会出现严重的反应。输血是生病或受伤的患者接受他人血液的过程。

如果有人需紧急输血，无论他是何种血型，他都会被输入 O 型阴性血。这是因为 O 型阴性血中没有与输血者不匹配的标记物。

痂

大多数痂为胳膊或腿上的小而硬的块状物。有些大的痂看起来像一片残缺不全的比萨饼。骑自行车时遇到意外、穿短裤时腿擦到坚硬的表面，这些情况下最容易形成大的痂。

结的痂是你身体受伤后长出的创可贴。痂由循环系统中的红细胞、血小板和特殊化学物质组成。

当血液流经你的动脉和静脉时，它必须保持其"液体"形式才能把氧气和营养物质输送到你的体内。既然你需要血液来生存，那

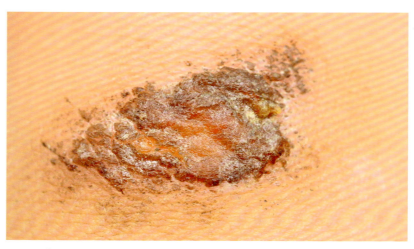

结痂愈合

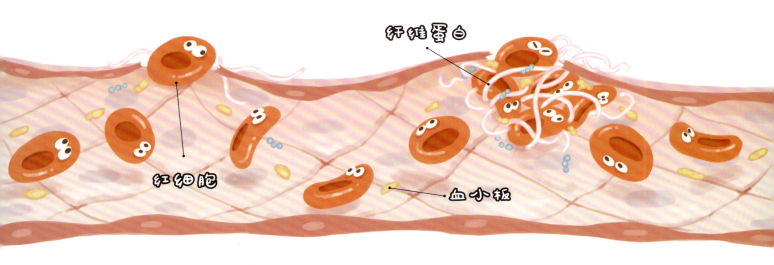

纤维蛋白

红细胞

血小板

血凝块形成的早期和晚期

么身体就会有一个防止它在受伤后漏出体外的系统。这就是**凝血**系统。

一旦血管被割破，一个复杂的止血过程就开始了。血液中的血小板移动到受损区形成栓子。同时，血液中的凝血因子会形成牢固的纤维蛋白束，加强血小板止血栓的功能。纤维蛋白像微型的网状物，它是血凝块的骨架。

痂会在原处保留一周左右，直到它下方的损伤已经完全愈合。那时候，痂就会脱落——前提是在它长好之前，你不会把它抠下来，否则伤口会重新暴露！

人体形成血凝块的能力并非始终有效。如果你的伤口很深或者切断了动脉，伤口就会继续流血，直到创面缝合在一起。缝线拆除的时间取决于伤口的大小和位置，一般是 5 至 14 天 (见第 9 页)。

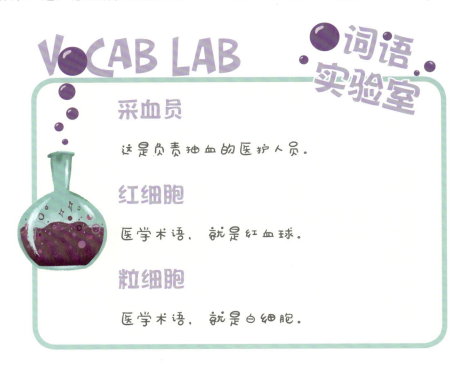

VOCAB LAB　词语实验室

采血员

这是负责抽血的医护人员。

红细胞

医学术语，就是红血球。

粒细胞

医学术语，就是白细胞。

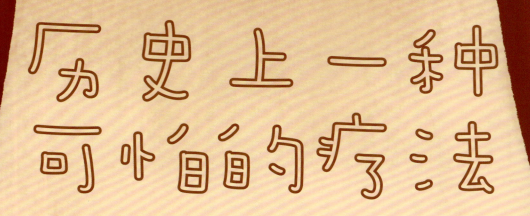

历史上一种可怕的疗法

在过去，医生们通过让病人"出血"来治疗多种疾病。让病人出血（放血）是最古老的一种医疗措施，这种方法已经沿用了几千年。实际上，在 19 世纪之前，放血疗法一直被用于治疗各种疾病，之后它就不被人们青睐了。

放血疗法的做法就是切断静脉或者让水蛭从患者体内吸出血液。这种愚昧的做法从来没有治愈过任何人，而且有时候病人会因为失血太多而死亡。这么一说，当医生想给你做一项简单的血液检查时，你应该会感到不安吧！

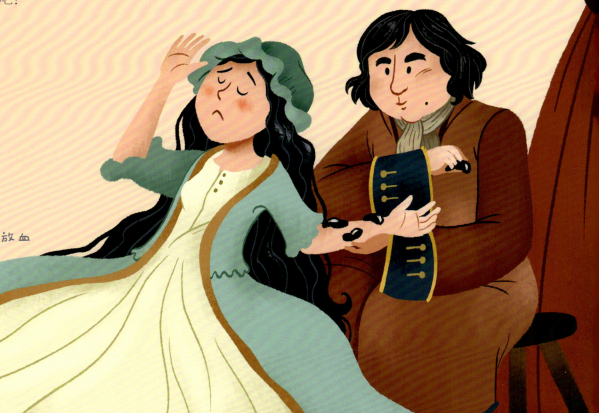

放血

关于 CBC 的基本知识

　　大多数孩子都不喜欢抽血，但是血液测试会告诉医生有关你身体是否健康的重要信息。医生让你做的血液检测中最常见的是 CBC，它的全称是全血细胞计数（Complete Blood Count）。这项检测提供了有关红细胞、白细胞和血小板的信息。

　　如果医生在常规检查中安排了 CBC，通常是为了查看你的整体健康状况，看看你是否有贫血，即检测红细胞计数是否偏低。如果医生在你生病时安排了 CBC，通常是为了检查你的白细胞。你的体内有不同种类的白细胞（见第 159 页），有些会因为病毒感染而增多，另一些则会在细菌感染时增多。

真真假假大挑战

有些动物的血液是蓝色的。

真的。因为多数动物的血液中都含有血红蛋白，所以它们流淌的血液和你一样是红色的。甲壳动物、章鱼、鱿鱼和一些软体动物的血液中含有一种叫**血蓝蛋白**的蛋白质，它与铜而非铁结合。故而它们的血液是蓝色的。

Dr B's Tips

本内特博士的小建议

得了什么病？ 贫血。

这是什么病？ 第 140 页已经说了，血液是由固体和液体成分组成的。贫血就是指你的红细胞比正常人少的情况。铁缺乏是儿童贫血最常见的原因。铁是血红蛋白的重要组成部分，后者使得红细胞具备携氧能力。

为什么会这样呢？ 随着你的成长，你需要更多的血液。如果你没有摄入足够的富含铁的食物，你的身体就不能产生你所需要的全部血液。铁缺乏最常见于婴儿和蹒跚学步的孩子，因为他们长得太快了；还见于已经进入月经周期（见第 220 页）的十几岁的女孩子。饮食均衡的健康学龄儿童则很少出现贫血。

应该怎么预防呢？ 可以吃富含铁的食物，或者服用含有铁的维生素。肉类、鸡蛋以及西蓝花、菠菜之类的蔬菜都含有大量的铁。

应该怎么治疗呢？ 针对缺铁性贫血，通常通过服用几个月的补铁剂来进行治疗。一般医生会告诉你服用剂量。

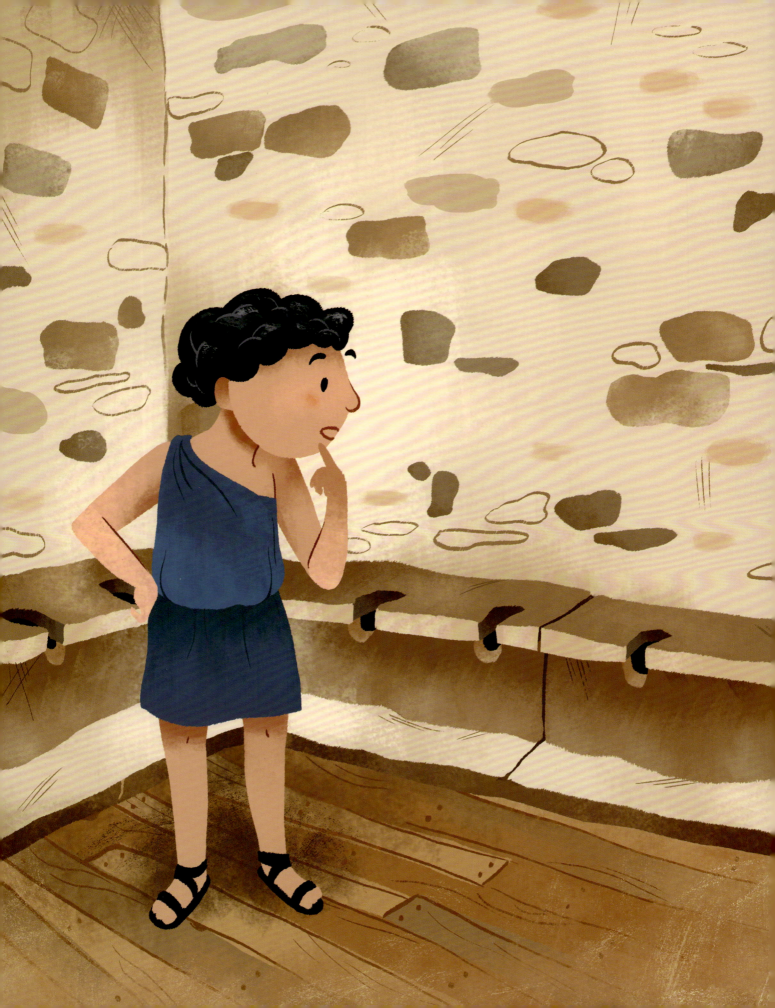

THE PEE, THE WHOLE PEE, AND NOTHING BUT THE PEE

尿，都是尿，只有尿

土耳其的以弗所古城曾经是罗马帝国的一部分。这座城市的公共厕所大约建于两千年前，当时就十分先进了。马桶座是通过在墙边大理石台上凿洞而制成的。厕所本身就建在一条水道上，这样就能冲走"沉积物"。使用这些设施得付钱，所以这可能是世界上第一个付费厕所！

你的泌尿系统

它是什么? 它是一组器官,包括肾脏和膀胱。

它在哪里? 肾脏在你腹腔后方、肋骨之下。膀胱在肚脐下方 10 到 15 厘米处。

它有多大? 肾脏形如豆子,每个都有你的拳头那么大。膀胱大约有一个橘子那么大,但它充满尿液时总体长达 5 到 15 厘米。

它有什么作用? 肾脏的主要工作是将血液中的废物滤出。泌尿系统的其他部分则有助于将你的尿液排出体外。

清除废物的系统

泌尿系统是人体的一部分,能生成尿液、储存尿液,还会在你有尿意时告诉你该去洗手间——或者找一棵树(如果你是在树林里的话)解决内急。尿液是小便的医学术语。

肾脏位于你身体两侧的肋骨下方。由于它们在肠道的后方,所以你对它们的存在没感觉。

你体内每个细胞都像一台微型机器,正如汽车行驶需要汽油,细胞工作也需要能量。你从饮食中获得这种能量,所以你的父母会唠叨着让你好好吃饭。细胞利用葡萄糖(一种糖类)和水来产生能量,使你能做作业、打篮球和挠痒痒(如果你痒了的话)。

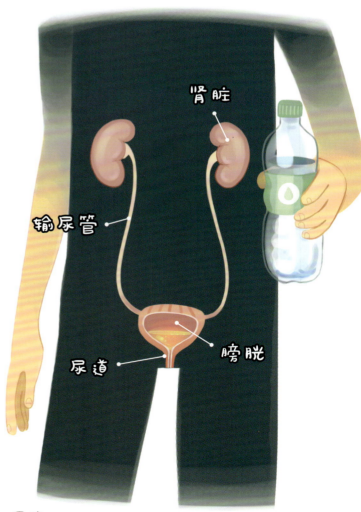

肾脏

输尿管

尿道

膀胱

尿路

　　正如其他机器一样，细胞也会产生垃圾。为了你的健康，这些垃圾必须排出体外。细胞产生的一些垃圾包括二氧化碳、尿素和肌酐。细胞分解葡萄糖获得能量时会产生二氧化碳，它由肺排出。尿素和肌酐是在蛋白质和肌肉代谢过程中产生的，肾脏会把它们排出。

　　除了滤出废物，肾脏还有以下重要职责：

- 产生一种调节血压的激素。
- 使你体内的水和盐的含量达到平衡。
- 产生一种刺激红细胞生成的激素。
- 清除你体内的某些药物。

真真假假大挑战

英语中肾脏（kidney）的命名来源于腰豆（kidney bean）。

假的。"肾脏"（kidney）这个单词首次出现在几千年前。而腰豆（kidney bean）的名字出现于16世纪，这是因为有人注意到它长得特别像肾脏。

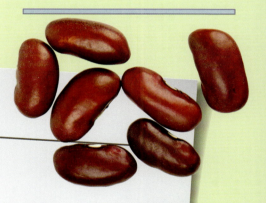

Dr B's Tips

本内特博士的小建议

出了什么问题？ 尿路感染。

它是什么病？ 是膀胱、尿道或肾脏的感染。症状包括小便疼痛、尿频和腹痛。有些孩子也会发烧。

为什么会这样？ 女孩子出现尿路感染的概率比男孩子大。这是因为两者的尿道解剖构造不同。女孩的尿道较短，这使得细菌更容易进入膀胱。还有一个原因就是尿道离直肠更近。有些行为会增加尿路感染的风险。便秘是常见诱因。由于直肠就在膀胱后方，大的粪块会影响你小便时膀胱排空的方式。如果膀胱不能正常排空，细菌更有可能引起感染。学校的厕所可能很恶心，有些孩子会在学校里故意少喝水，这样他们就不用老往厕所跑了。另一些孩子由于不想使用学校的厕所会选择憋尿。如果你白天不正常解小便，就更有可能发生尿路感染。如果你有膀胱问题或顾忌学校的厕所，看看是否可以借用一下保育员办公室的洗手间。

应该怎么办呢？ 治疗尿路感染要用到抗生素。你也要多喝水，这有助于"冲洗"膀胱。

真真假假大挑战

第一个到太空的美国人在升空前在他的太空服里小便。

真的。艾伦·谢泼德是第一位被发射到太空的美国宇航员。起飞前，他告诉特派团指挥官说他再也憋不住尿了，但这时让他离开飞船已经来不及了。谢泼德被告知他可以在太空服里小便，这不会引起任何故障。想来他在几个小时之后着陆的时候闻上去一定很过瘾吧。如果谢泼德的妈妈在那里的话，她一定会在他出门之前提醒他尿尿的！

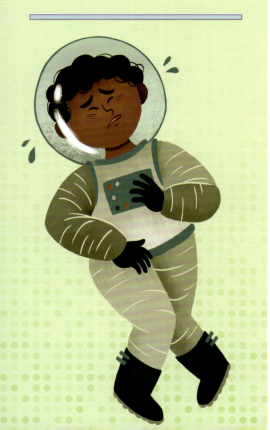

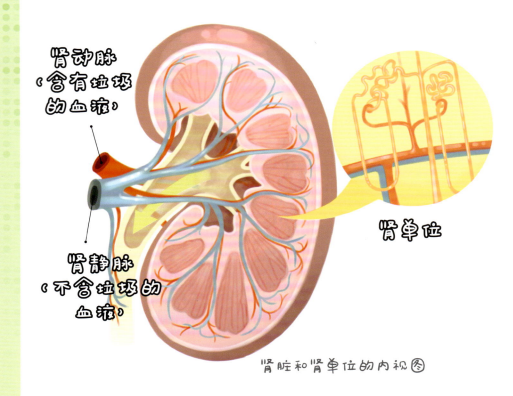

肾动脉（含有垃圾的血液）

肾静脉（不含垃圾的血液）

肾单位

肾脏和肾单位的内视图

尿液工厂

你的每个肾脏都有大约一百万个过滤单元，叫作**肾单位**。肾单位能过滤血液，并重新吸收身体所需的水和化学物质。每一天，你的肾脏会过滤约 113.5 升的血液，并产生约 1 升的尿液。在你的一生中，你产生的尿液大约有 38,000 升。这足以填满后院的一个小游泳池。有人要来游泳吗？

为膀胱喝彩

你的肾脏位于身体的中间。那么每天它产生的那 1 升多的尿液是怎么排出的呢？幸而你的身体对这个问题有对策，那就是膀胱。

肾脏产生的尿液会通过两根叫作**输尿管**的管子慢慢流入膀胱。膀胱本身就是一个储存尿液的肌肉袋。它位于肚脐下方约 10 厘米的位置。

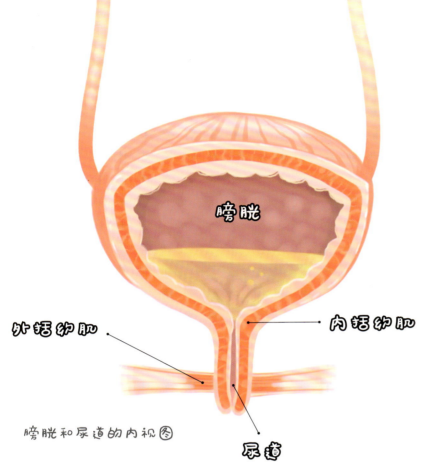

膀胱

外括约肌

内括约肌

尿道

膀胱和尿道的内视图

" **试试这个** "

芦笋中含有一种化学物质，会使尿液产生一种奇怪的味道。人们在食用它1到2个小时后就会注意到这种气味。然而，有些人不知道有这种气味，这是因为他们大脑中的嗅觉中枢没有注意到它。下次你吃芦笋的时候，看看你的大脑能否觉察到这种气味。

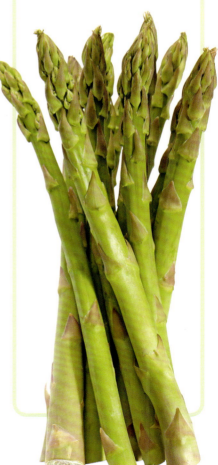

膀胱壁包含能感受牵张的神经。当膀胱半充盈时，它会向大脑发出信号，让你知道该去小便了。如果你现在忙得不可开交，大脑就会返回一个信号，让膀胱放松。你继续干你的活儿，直到膀胱发出下一个信号。下一个信号更强烈，多数人会停下手头做的事情，去洗手间。小孩子们常常要等到最后一刻才去小便，所以他们会疯狂地冲进洗手间。有时候，他们还没来得及进去就尿出来了！

如果你不想尿尿，就不必用力把尿液排出体外。你要做的就是放松，你的膀胱肌肉会完成接下来要做的事情。

尿液经过一个叫作 **尿道** 的管道从膀胱中排出。男孩子的尿道穿过阴茎。女孩子的尿道有一个小开口，就在阴道开口的上方。

"EWWW 这是真的"

糖尿病是人们因血液中的糖不断累积而生病的一种情况。由于多余的糖会进入病人的尿液，医生就可以通过在尿液中检测糖来诊断糖尿病。现在医生们有了检测的机器，但在过去，他们要通过品尝病人的尿液看它是否甜来做出诊断。能做到这个份儿上的医生真的太敬业了。

把尿憋住

要让你的膀胱保持湿润而内裤保持干燥，离不开两个括约肌。无须你思考，内括约肌本身就会处于收缩（紧绷）状态。排尿时，膀胱收缩，这种肌肉就会舒张。外括约肌是受到随意控制的，即你能控制它的收缩。这就是能使你憋住尿的肌肉。挤压你括约肌的感觉和挤压你解大便的肌肉的感觉是一样的。

保存水分

肾脏除了清除垃圾外，还能使你身体的含水量保持平衡。如果你喝的水少于你身体所需，肾脏就会通过减少尿液来保留水分。你的尿液颜色会变深，说明代谢产物的浓度较高。如果你喝的水超过你身体所需的量，肾脏就会通过生成更多的尿液来排出多余的水分。因此，你的尿液颜色会变浅。

你是动物！

哺乳动物有膀胱，所以它们和你一样也会尿尿——但是它们是直接尿在地上的，而不是去厕所解决。以下列出了部分动物的每日尿量。

大象	49 升
牛	17 升
马	5.7 升
猪	2.8 升
羊	1.9 升
人	0.9 升

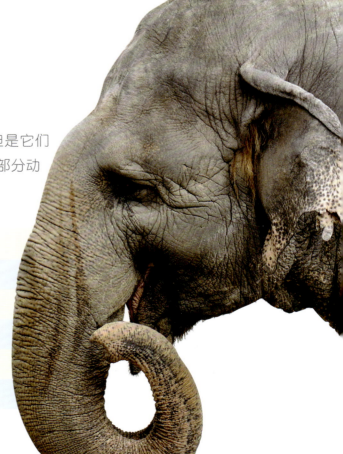

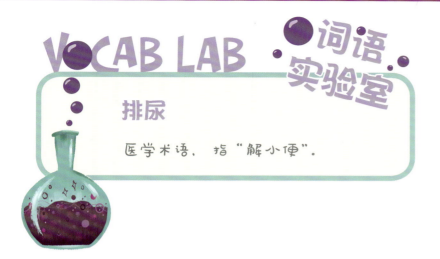

VOCAB LAB 词语实验室

排尿

医学术语，指"解小便"。

坐着尿还是蹲着尿？

在美国这样的西方国家，人们使用坐便器。而在泰国这样的东方国家，人们使用蹲便器。你能想到每种方式的优缺点吗？

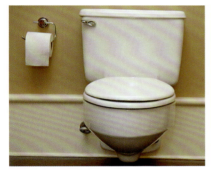 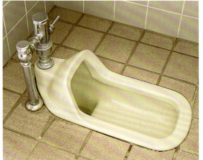

坐便器（左）、蹲便器（右）

真实的故事

2007 年 11 月，堪萨斯州立篮球队正在和俄勒冈篮球队进行激烈角逐。距离比赛还有几秒钟，堪萨斯州队的前锋比尔·沃克得上场了。此时沃克的尿意特别强烈，但是已经来不及去上厕所了，所以他抓了一堆毛巾在场外解决了内急。这下，你知道球队的装备管理员有时候得处理什么样的问题了吧。

真真假假大挑战

如果你被困在荒野里，尿液能救命。

真的。虽然这听上去很不可思议，但尿液是无菌的，这意味着它里面不含细菌。所以，如果你被困在没有水的地方，两种情况下小便可以救你的命：首先，如果你被割伤了，而且没有干净的水，用尿液冲洗这个部位是你最好的选择，这能防止伤口感染。（如果你打算让你的后背割伤，请确保迷路时和朋友在一起！）其次，在你等待救援时或者寻找重返文明的道路时，喝小便可以防止你脱水。

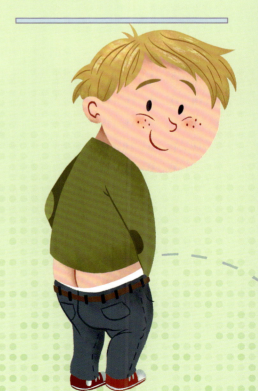

ON GUARD

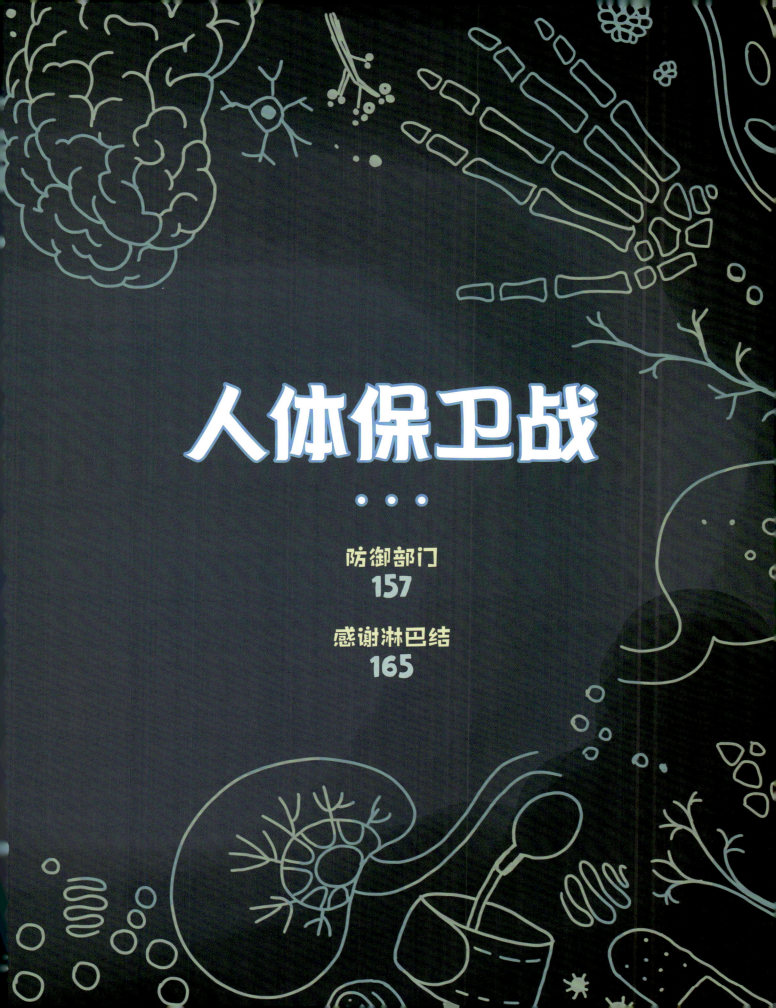

人体保卫战

· · ·

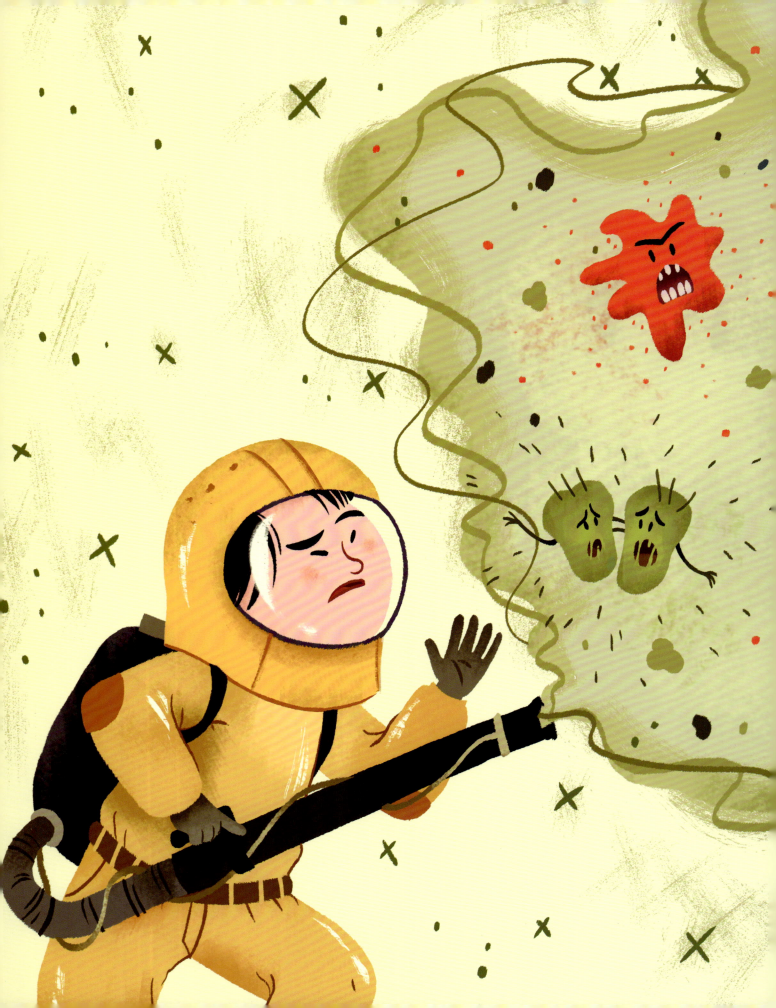

THE DEFENSE DEPARTMENT
防御部门

这个世界并不安全，生物得有一套自我保护的方法。大多数捕食者视野开阔、反应敏捷且具备奔跑或藏身的能力。由于人类处于食物链的顶端，所以你一般不必畏惧那些食肉动物。但是，你必须为病毒、细菌和其他微生物的存在而担忧，因为这些生物才不在乎你是不是地球上最聪明的动物呢！

你的免疫系统

它是什么? 它是你的私人军队，能防止你因接触病毒、细菌和其他微生物而生病。

它在哪儿? 在对抗微生物方面，你的皮肤、淋巴系统、骨髓和其他器官都很重要。

它有多大? 因为免疫系统遍布你的全身，所以我们无法衡量它的尺寸，但它的工作量很大！

它有什么作用? 白细胞和抗体可以通过杀死致病菌从而遏制感染，或者从一开始就预防感染发生。如果没有免疫系统，你手指上的一道伤口或者一次严重的感冒就能置你于死地。

各就各位

病毒和细菌分别通过不同途径让你生病。病毒入侵你的细胞，攻占细胞核（见第 199 页），然后把这个细胞转化为制造新病毒的工厂。新的病毒最后会穿过细胞膜并攻击其他细胞。结果就是，病毒通过杀死细胞和破坏细胞功能使你生病。

细菌并不入侵你的细胞，而是生活在细胞与细胞之间的**组织间液**中。它们会产生**毒素**，杀死细胞或影响它们日常工作的能力。

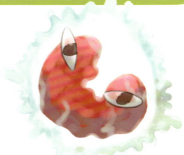

单核细胞

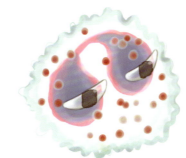

嗜酸性粒细胞

你的免疫系统中的重要角色

你的体内有很多可以保护你的第一道屏障。你的**皮肤**就是一道隔离细菌的屏障。你的**胃**产生的酸不仅能消化食物，还能把进入肠道的病毒和细菌给杀死。你**鼻子**里的细毛和黏液能困住鼻腔里的细菌。（下次你挖鼻孔或者吐出一团黏液的时候，告诉你妈妈，你正在清除那些想让你生病的可恶的细菌！但是，你若能用餐巾

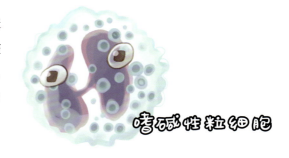

嗜碱性粒细胞

中性粒细胞

纸把你的敌人给处理掉的话，也是不错的。）

如果细菌突破了你的第一道防线，身体就会派出它的微型军队来歼灭它们。白细胞是第一个冲锋陷阵的，它有以下五种不同类型：

● **中性粒细胞**是对抗细菌感染的主力军。它们杀死细菌的方式是把它们吞噬（"吃掉"）然后消灭，这就类似于《吃豆人》游戏中的吃豆人。

● **单核细胞**过着双重生活。它们只占白细胞总数的一小部分。但是，它们会陆陆续续离开血液循环，进入你的身体组织，就像警察在社区巡逻一样。一旦进入身体组织，单核细胞就会变成另一个细胞，叫作巨噬细胞。巨噬细胞和中性粒细胞一样，通过吞噬病原体来抵御感染。

● **淋巴细胞**就像联邦调查局的探员。它们用几种方式瞄准特定的微生物进行攻击，并且在下一次病菌试图侵入你的身体时还能"记得"它们。

● **嗜酸性粒细胞**有助于身体对抗寄生虫。它们在过敏反应中也起作用。

● **嗜碱性粒细胞**会在过敏反应时释放化学物质。

淋巴细胞

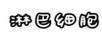

这两页展示了五种类型的白细胞

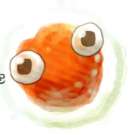

" EWWW 这是真的 "

英国医生爱德华·詹纳（1749—1823年）被称为免疫学之父。在詹纳生活的年代，人们注意到挤牛奶的女工不太容易感染天花，而感染天花会使身体表面长出脓疱疹，而且会致死。人们也发现，挤牛奶女工更容易感染牛痘，它与天花类似但症状轻微。詹纳推理说，牛痘在某种程度上可以保护挤奶女工免受天花这种更严重疾病的侵袭。

詹纳并不是第一个预防天花感染的人，却首次证明了人们接种少量牛痘的脓液可以预防天花。

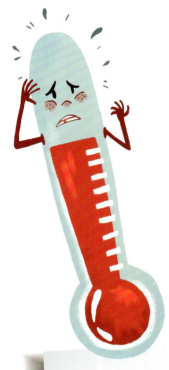

发起进攻

红细胞位于血管里，除非它们因为衰老(它们的寿命只有115天)而被循环利用，或者因为血管受损而流失。白细胞则不同。由于它们要保护你免于感染，所以它们得离开毛细血管去完成使命。如果你受到了感染，受损的组织会释放出化学物质，"召唤"你的白细胞开始作战（这个过程就叫**趋化作用**）。白细胞一旦被召唤，就会从附近毛细血管壁的孔隙中挤出，向敌人进军。

Dr B's Tips

本内特博士的小建议

出了什么问题？ 发烧了。

这是什么回事？ 发烧常见于你因病毒或细菌感染而生病的时候。你的细胞产生的热量，以及通过你的皮肤和呼出的空气而"丢失"到环境中的热量，这两者之间的平衡形成了体温。正常体温是 37 摄氏度。有证据表明，你变"热"不利于某些细菌的茁壮生长，所以你生病时出现发烧可能是身体一种自我保护的方式。

为什么会这样？ 你的大脑会监测体温，使它处在一个正常范围内。生病时，你的免疫系统会释放一些化学物质，向大脑发出指示，让它通过战栗和减少皮肤的血流而提高体温。因此你发烧时常常感觉冷。发烧也会引起头痛、肌肉痛和疲劳。

发烧危险吗？ 随着疾病而出现的发烧并不危险。医生更关心的是发烧的原因，而不是温度本身。

应该怎么办呢？ 父母对发烧的处理会使你感觉好受些，这反过来又使你更愿意喝水、保持水分。退烧药可以暂时降温，但并不是一直奏效。如果你出现了某些感染，如流感，即使吃了退烧药，你的体温依然偏高。夜间更难退热，因为即使你不生病，夜间体温也会升高。

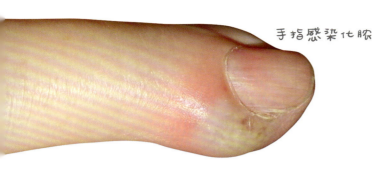

手指感染化脓

腐臭的脓液

那些讨厌的微生物经过白细胞的"大快朵颐"之后，被包裹在一层膜中然后被消灭掉了。这个过程叫作**吞噬**。**脓液**是由受损的组织和死掉的白细胞形成的黄色的黏稠液体。轻微的感染往往会自行消失。如果感染严重，你需要就诊，让医生把脓液排出或者使用抗生素进行治疗。

进入体内的侵略者

你的身体可以把自己与外来生物区别开，这是因为它们有自己的"标志"。这样，你的身体就能区分出"你"和"它们"。当你第一次接触致病的外来生物时，你的淋巴细胞会动员其他白细胞攻击和杀死让你生病的微生物。战斗结束后，你的淋巴细胞会记住这个敌人，因此下一次当这种微生物试图入侵时，它会在惹是生非之前被摧毁。这个就是医生说你对微生物形成了"免疫"的意思。

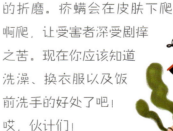

"EWWW 这是 真的"

18世纪，剑、枪和炮弹并不是造成海盗们死亡的最常见的原因。他们常死于感染、营养不良和疾病。

18世纪，人们只能接受有限的医疗保健。细菌会引起感染的观点还不为人所知，人们手头上没有抗生素甚至简单的措施来治疗感染。许多海盗因为受了点儿轻伤就死了，而这些伤在如今很容易就能治愈。再加上海盗们住得很挤，所以感染很容易在他们之间传播。这会导致流感、腹泻和其他传染病的爆发。

还有，海盗们身上特别脏。那时候没人洗澡，海盗们每天都穿着同样的衣服。不讲卫生导致他们身上长了疔疮、瘙痒的皮疹和虱子。海盗们还受到跳蚤和一种叫作疥螨的寄生虫的折磨。疥螨会在皮肤下爬啊爬，让受害者深受剧痒之苦。现在你应该知道洗澡、换衣服以及饭前洗手的好处了吧！哎，伙计们！

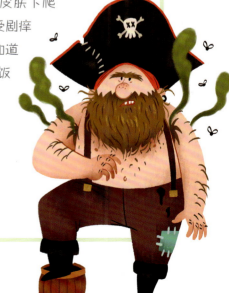

真真假假大挑战

如果你对一般狗狗过敏，那么低致敏性的狗狗就不会让你过敏了。

假的。有的人会对狗的皮肤和唾液中的蛋白质过敏。有些狗，如贵宾犬、马尔他犬和一些小猎狗，不会掉毛，因此较少引起人的过敏症状。但是真正的低致敏性的狗并不存在，除非你有的那个品种不脱毛、不舔你。不如养一条漂亮的金鱼，怎么样呀？

该打针啦

接种疫苗时，你会被注射少量的已经被灭活或者毒性减弱的病毒或细菌。因为这种微生物已经死亡或者被破坏，所以它不致病。但是这些物质一旦被注入体内，你的免疫系统依然会立刻采取行动并攻击"入侵者"。在这个过程中，你的免疫系统会产生化学物质（抗体），在你以后接触到真正的微生物时，它们会激活你的防御能力。

有些疫苗接种一次就行了，而有些疫苗得多次接种。这是因为病毒会经常改头换面（比如流感病毒），或者是因为你的身体需要接受多次的注射才能产生足够的抗体来保护自己。

疫苗并非100%有效。它们也可能有副作用，所以打针后你可能会胳膊疼或者发烧。你可以为你打过的所有疫苗而责怪詹纳医生（见第159页），也可以感谢他。

抗生素是什么？

抗生素是用来对抗细菌感染的药物。如果你得过链球菌性咽喉炎或耳部感染，那你很有可能用过阿莫西林，这是世界上最广泛使用的抗生素之一。但是，抗生素并不能消灭病毒！

抗生素通过破坏细菌的某些功能而发挥作用。有些抗生素可以削弱细胞壁的功能，使细菌在繁殖时就裂解了，如青霉素。另一些抗生素则会抑制细菌生长，这样你的免疫系统就有更大的概率把细菌杀死。

VOCAB LAB 词语实验室

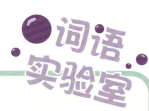

潜伏期

这指的是从接触病原体到开始生病的时间。大多数病原体的潜伏期也就几天。

细菌在抵抗

　　细菌繁殖时会出现**突变**，这与其他生物相似。假设有种细菌很偶然地产生了一种化学物质，而抗生素对它没啥用，那么与它的那些被抗生素杀死的"表兄妹"相比，这种细菌更有可能存活下来并继续繁殖。时间一长，就会出现越来越多的耐药的细菌，直到药物不再起作用。

　　对抗细菌耐药性的最好的办法就是，所有的医生在使用抗生素时必须更加谨慎。

过敏——免疫系统的故障

　　除了产生抗体把细菌杀死之外，免疫系统有时也会把事情搞砸，它会对无危害的东西产生抗体。在易过敏的季节，看不见的花粉颗粒像摄魂怪一样在空气中飞舞、旋转，寻找下一个受害者。最终，有些花粉成功进入了你的鼻子、眼睛和鼻窦。如果你对空气中的花粉过敏的话，你体内的免疫系统就会被误导，它把花粉当作那种致病的细菌而对其展开攻击。在攻击花粉的过程中，免疫系统会释放**组胺**以及其他的化学物质。这些化学物质会引起泪溢、眼睛发痒、打喷嚏、鼻子痒以及咳嗽。如果你有哮喘的话，它们也会导致喘息和呼吸困难。

　　大多数对花粉过敏的人在春暖花开的时节会遭受痛苦。其他人的症状则见于夏天（草）或秋天（芦苇）。如果你对灰尘、霉菌或家养宠物过敏，那你可能一年四季都会有过敏症状。

> **"EWWW 这是真的"**
>
> 如今抗生素的生产相对容易些了，但情况并不总是如此。首次接受青霉素治疗的病人是一名英国警察，1941年他被划破皮肤后出现了严重感染。这位病人病得很严重，但在第一针青霉素用下去后，他的病情开始好转。由于医生们还在学习怎么使用青霉素，所以他们手头上的青霉素并不够。他们冷静地尝试了一些办法来解决这个问题。注射青霉素后，肾脏把一部分药物排出体外。医生们就从病人的尿液中过滤出这种"用过的"青霉素，再把它注入病人体内。这种方法很见效，一直持续到第五天他们的药物用完。随后病人就死了。

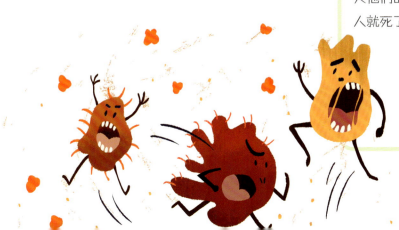

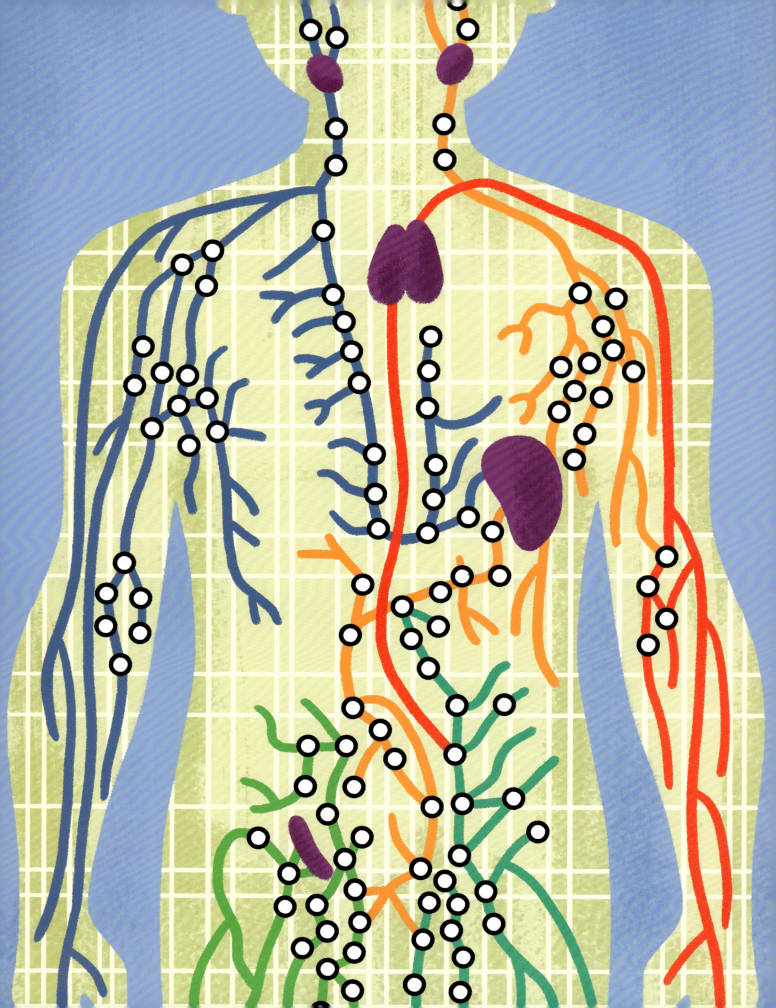

A NOD TO NODES
感谢淋巴结

淋巴系统的构造与地铁系统相似。淋巴管是地铁隧道。淋巴结就是那个贯穿整个系统的地铁站，每隔一段距离就会设一站。淋巴液就是列车本身，从一个地方开往另一个地方。淋巴里的化学物质和细胞就是列车上的乘客。

▷ 你的淋巴系统

它是什么? 它是由细胞、组织和器官所组成的系统。淋巴是一种淡黄色的液体,会在由淋巴管和豆状淋巴结所组成的网中流动。

它在哪儿? 淋巴结和淋巴管遍布全身。

它有多大? 正如免疫系统一样,虽然它的大小无法测量,但是作用很大。

它有什么作用? 它通过吸收组织中多余的液体并将其重新注入血液来维持体液平衡。它在帮助身体对抗感染方面也发挥着重要作用。

淋巴结总动员

如果你因为喉咙痛去看医生了,他会检查你脖子上的**淋巴结**,这种操作要比让你发"啊"的声音来得更快。这样做是因为你喉咙痛时,脖子上的淋巴结会肿大。但是,你的医生不会把你的每个淋巴结都检查一下,因为你体内有好几百个呢!

淋巴结连着淋巴管,就像灯从圣诞树上挂下来一样。有些淋巴结你可以在脖子、头皮、手臂和腹股沟的位置摸到。但大多数淋巴结位置太深,不能摸到。

淋巴结就是一个过滤器,在淋巴液流过淋巴管时对它进行清洁。这样做就能在淋巴液回流到血液之前把其中的细菌、病毒和细胞碎片给清理掉。在淋巴结截留细菌、对抗感染时,它可能会变大。这就是你感冒或咽喉感染时,头部和颈部的淋巴结变大的原因。

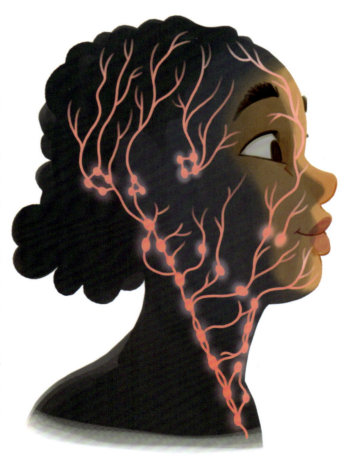

头部和颈部的淋巴结

淋巴结还能产生白细胞，它们辅助免疫系统锁定入侵的微生物并将其摧毁。微生物就是对那些侵入人体、可致病的**病原体**（病毒、细菌、寄生虫等）的通称。

下一站，心脏

淋巴系统与循环系统协同工作，让体液在你体内持续流动。当血液到了毛细血管时，氧气、血浆和营养物质会流入细胞周围的组织液（见第124页）。同时，二氧化碳和其他代谢产物就会进入毛细血管。当血液被泵入你的肺和肾脏时，这些垃圾就会在这儿被排出去。

大部分从毛细血管中出来的血浆会通过毛细血管返回血液循环。但还会有一些留在你的细胞周围，于是此处的小淋巴管就会把这些液体吸收掉，让它们流回血液中去。

在淋巴管通往心脏的途中，它们会逐渐变大。淋巴管和静脉一样也有瓣膜，能保持淋巴液不断向前流动。身体运动和肌肉收缩有助于"推动"淋巴液流回心脏。一到胸部，淋巴液会立刻通过锁骨下的两条大静脉重新进入血液循环。

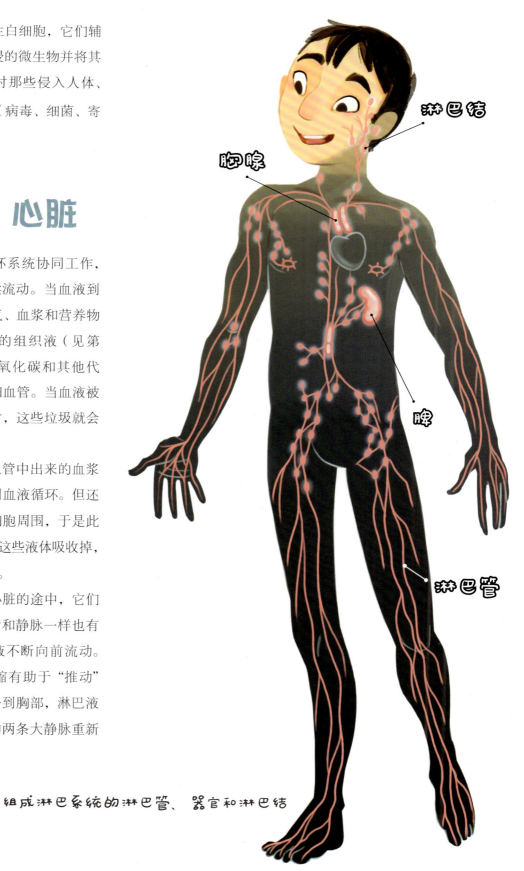

淋巴结

胸腺

脾

淋巴管

组成淋巴系统的淋巴管、器官和淋巴结

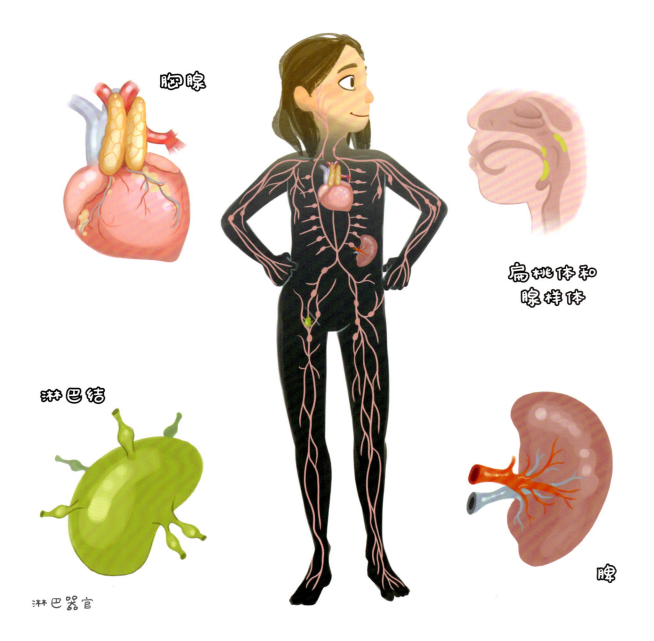

胸腺

扁桃体和
腺样体

淋巴结

脾

淋巴器官

淋巴器官

　　你的体内有几种器官在辅助淋巴系统的工作。咽喉部的**扁桃体**和**腺样体**是由淋巴组织构成的，它们有助于你的机体对抗上呼吸道感染。**脾**位于你身体的左侧，与胃毗邻，它储存有白细胞，还会产生抵御某些细菌感染的抗体。区别于淋巴结的是，脾脏属于血液循环系统的一部分，所以它过滤的是血液而非淋巴液。

　　胸腺位于胸腔上部，它有助于白细胞和抗体的产生以对抗感染。孩童时期的你刚刚开始接触细菌，那时你的胸腺最大、最活跃。

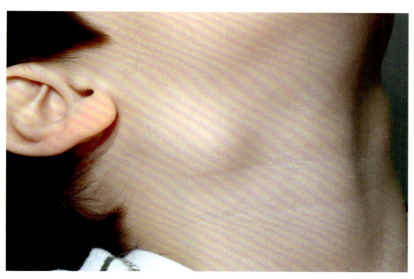

颈部肿大的淋巴结，见于一名出现链球菌性咽喉炎的儿童

工作上遇到麻烦了

　　和你身体的其他部位一样，淋巴系统本身也会受到损害。在对抗感染时，淋巴结会变大，但有时候它们自己也会被感染并且需要抗生素才能缓解。当淋巴结出现感染时，它们通常会变红并有触痛。

　　如果你受伤了，淋巴液会渗入周围的组织，造成手腕或脚踝肿胀。

　　这里列出了医生在儿童身上发现淋巴结肿大的几个部位：

● 在你的颅底或耳朵后面，见于头皮刺激。

● 在肘部内侧上方或者腋窝，见于手和胳膊上出现的划伤和擦伤。

● 在腹股沟，见于虫子在你腿上叮了一个包，尤其是你还把包抓破了。

" EWWW 这是真的 "

一天结束后，大人们有时会感觉脚肿了。这是因为大人们站立时间太长，从而导致更多的液体"漏"入小腿组织。压力的增加也会增加液体流入淋巴管的难度。把脚抬高则有助于淋巴液回流参与淋巴循环。

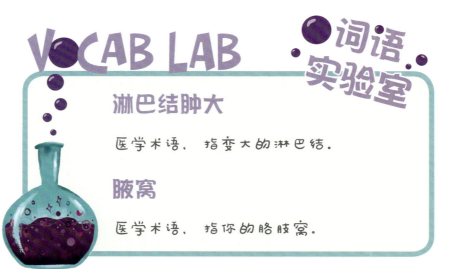

VOCAB LAB 词语实验室

淋巴结肿大

医学术语，指变大的淋巴结。

腋窝

医学术语，指你的胳肢窝。

STATE OF MIND

思维的国度

...

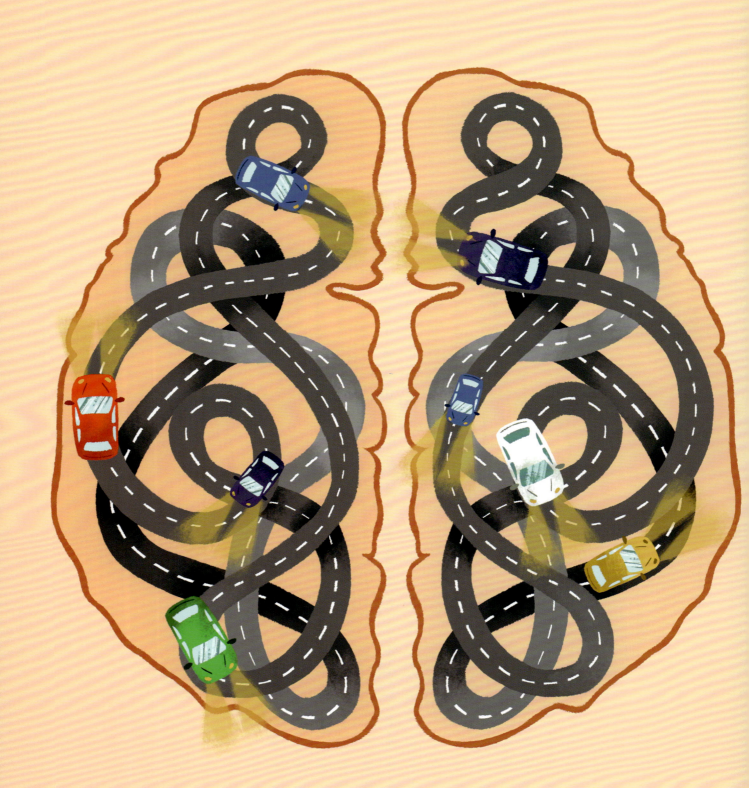

WHO'S THE BOSS?
谁才是老大？

人类的脑含有 850 亿个神经细胞，它们以多种方式进行相互连接。从运动到消化完一顿饭，你的脑控制着你身体所有的基本功能。脑也是思想、个性和意识的中枢。对于这么一个重约 1.4 千克、其中 60% 是脂肪的器官而言，它的工作量真是相当惊人了！

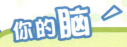

它是什么? 它是你体内最复杂的器官。

它在哪儿? 如果你不清楚的话，说明你的这个器官已经不工作了。

它有多大? 成年人的脑平均约有 1.4 千克重。它具有凝胶的特性，表面布满超级多的褶皱，呈灰中带粉的颜色。

它有什么作用? 它是调节体温、心率和消化等基本任务的控制中心；此外，它还有一些高级功能，包括思考、情绪、记忆、语言等。换言之，脑使你成为你**自己**!

智力中枢

脑是你身体中最神奇的部分。来看看它的一些结构吧，这有助于你了解这个惊人的器官是如何工作的。

脑有四个主要区域：**大脑、小脑、中脑**（间脑）和**脑干**。

大脑是脑中最大的部分，占总重量的 85%。大脑的最外层称为**大脑皮层**。它里面的神经元（神经细胞）超过了 850 亿个。

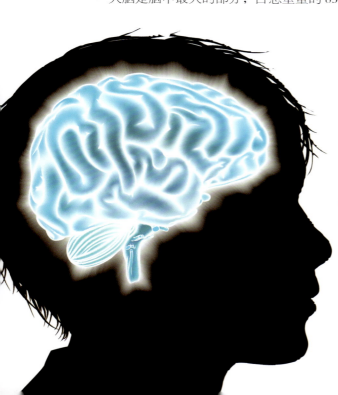

大脑皮层的表面布满了褶皱，它有一枚 10 美分硬币那么厚。这儿就是你产生更高级的或者最复杂的思维的地方。它的隆起和许多凹陷把脑的庞大的处理能力集中在一个很小的空间里。如果把大脑皮层铺平，它的面积有一块大比萨饼那么大。下次你晚上吃达美乐比萨的时候别忘了这些啊！

大脑皮层下的那层组织叫作白质。它里面含有神经束，能把脑中某个部位的信息传递到另一个部位。

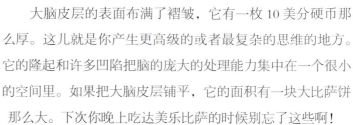

大脑分成两半，叫作**大脑半球**。左大脑半球控制身体的右侧，右大脑半球控制身体的左侧。**脑裂**将大脑分成两半，两侧大脑半球会穿过它进行协同工作。

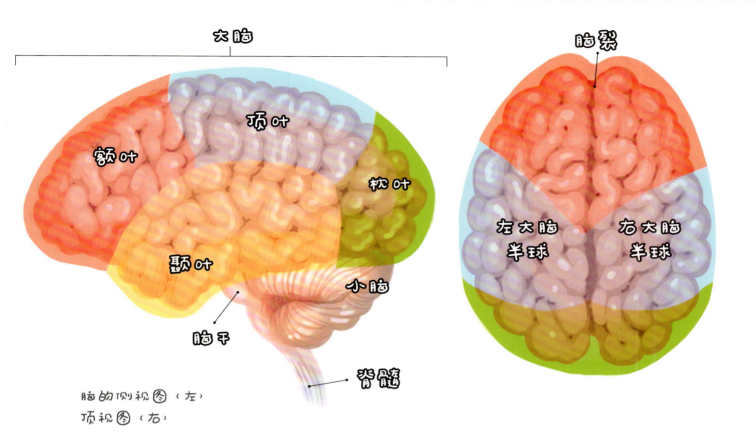

大脑

顶叶

额叶

枕叶

颞叶

脑干

小脑

脊髓

脑裂

左大脑半球

右大脑半球

脑的侧视图（左）
顶视图（右）

看一看你的额叶

　　额叶要完成很多工作。**前额皮质**的地位十分重要，它有复杂的脑功能，比如人格、情感、判断、思考、解决问题和注意力。如果你有认识的人是多动症患者，那他的问题就出在前额叶皮质。

　　在额叶的后面是**运动皮质**区，它控制你的随意运动，即有目的性的运动。你对某人竖起了大拇指，那是运动皮质区的神经向你的手发出了信号，使肌肉收缩。信号从脑发出后经过脊髓传递到你的手，这一过程的时间大约是 0.01 秒。

　　顶叶在额叶后方。**感觉皮质**区就在这个位置，负责处理触觉、痛觉、温度觉和压力觉。它也有助于空间感知。

　　枕叶在脑的后部，它的主要功能是处理来自视神经的视觉信息（见第 30 页）。

　　颞叶是处理与听觉、记忆、语言和情感相关信息的关键。

　　小脑对来自运动皮质区、内耳和脊髓的信息进行整合。它有助于平衡和空间感知。它在完成复杂动作方面也很重要。

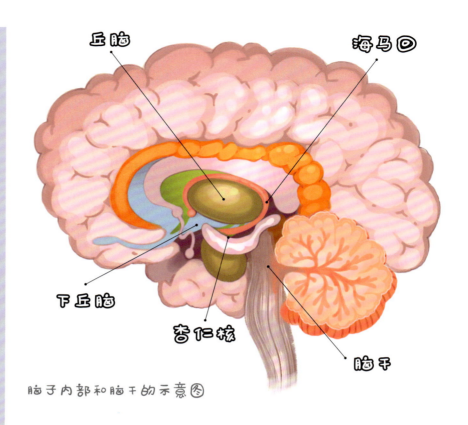

脑子内部和脑干的示意图

丘脑

海马回

下丘脑

杏仁核

脑干

究竟怎么回事儿？
━━━━

你有没有过特别生气的时候，想对着某人大喊大叫或者抡起拳头就往墙上砸？有这种情况的不止你一个人。这是因为**杏仁核**在你的大脑皮层还没来得及反应过来时就已经触发了情绪反应。控制你的是你脑的原始部分，而不是思维部分。此时最好的对策是什么呢？那就是父母多年来一直跟孩子说的，在你感觉紧张的时候，强迫自己深呼吸，慢慢数到10。这样做了之后，你应该会感觉平静一些。

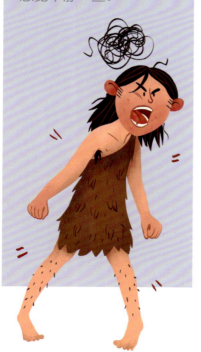

脑子深处

　　丘脑将感觉和运动信息传递到大脑皮层，有助于调节睡眠、警觉和意识。**下丘脑**控制情绪、运动，并通过垂体调节激素释放（见第192页）。**海马回**对记忆有重要作用。**杏仁核**储存情感记忆，在你的"战或逃"反应中有很大作用。

脑干和脊髓

　　脑干有重要的基本功能，如呼吸、循环、消化、睡眠和控制膀胱。**脊髓**负责将神经信号传入或传出脑；此外，它与一些非自主功能密切相关，如运动反射（见第179页）。

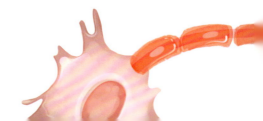

发送信号

电信号发自神经元的细胞体，然后沿着神经元的"尾巴"，也就是**轴突**传递。轴突表面有一层保护神经的脂质成分，叫作**髓鞘**。轴突的终点是神经末梢，它"连接"着**树突**。树突是细胞上的突起，可以接收另一个神经元传递的信号。

神经就像传送信息的电话线。然而，这两者之间存在一个显著的差异。电话线可以通过开关彼此连接，而神经细胞实际上无法相互接触。但它们可以通过一个叫作**突触**的结构进行"接触"，这是神经末梢之间的一个微小的空隙。

轴突上的神经末梢接收到电信号后就会释放化学物质，它们继续跨过狭小的间隙，就像载着包裹的船渡过河流，这些化学物质就叫**神经递质**，它们到达下一个细胞的树突时会触发那个神经元产生电信号。神经递质完成任务后，神经末梢会重新吸收它们，循环使用。

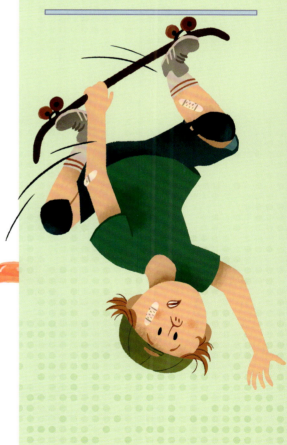

真真假假大挑战

青少年的脑还没有完全发育好。

真的。虽然你的脑容量在青少年时期已经够了，但是你的前额皮质要等到二十多岁时才能发育完全。由于前额皮质负责更高级的脑功能，如良好的判断，这就能解释为何一些大龄青少年会有出格的举动。

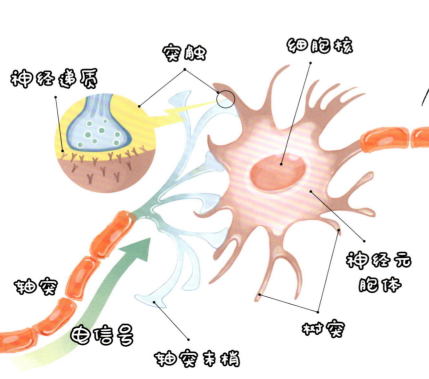

神经递质　突触　细胞核

轴突　电信号　轴突末梢　神经元胞体　树突

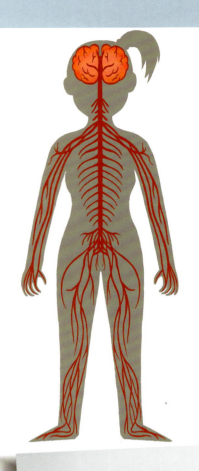

你的神经

脑是怎么与自己和身体其他部位进行交流的呢？**中枢神经系统**由脑和脊髓组成。**周围神经系统**的神经长达几千千米，从脊髓延伸到你身体的每一个部位！来自**感受器**（神经末梢）、肌肉和器官的信息在脑和周围神经系统之间不断往返。

神经元的形状比较独特，这与其功能相关——把电信号从一个细胞传递给另一个细胞。

肌肉细胞聚集在一起组成了肌肉，与之相似，神经细胞聚集在一起形成了神经。坐骨神经是你体内最长的神经，它从你背上较低位置的脊髓发出，一直延续到你的脚。

Dr B's Tips

本内特博士的小建议

出了什么问题？脑震荡。

这是什么情况？脑受到颅骨和一层液体的保护，这种液体具有缓冲作用。尽管有这些防护措施，但受到严重撞击时，脑子仍然会受伤。脑震荡会导致正常脑功能的暂时性丧失。

怎么会这样？在你摔倒的过程中，你的颅骨和脑会朝着同一个方向运动。撞到地上的那一刻，你的头立即停止了运动，但你的脑子还在继续移动并撞到颅骨内部。此时，坠落的力量会传递给脑子。由于脑子是软的，它会在撞到颅骨的时候暂时性变形。

应该怎么办呢？脑震荡的症状因人而异，你可能会出现头痛、头晕、恶心、呕吐和疲乏无力。如果你认为你出现了脑震荡，那就要立刻告诉大人发生了什么事。你不能继续玩儿了，否则症状可能会加重，你的恢复时间也会变长。

多数脑震荡症状轻微，只持续几天，但它们也可能会变得更严重。因此，万一你有脑震荡了，就需要保持谨慎。这也是为什么你骑自行车或参加某些体育运动时，应该戴上头盔。

对反射的思考

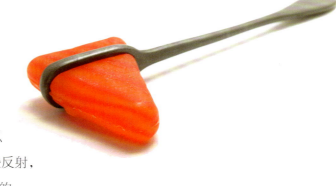

　　虽然很多孩子都不喜欢去看医生，但有一项检查他们都喜欢，那就是反射检查。运动反射是人体对刺激的一种非自主的、快速的肌肉反应。多数运动反射可以防止你受伤。通往脊髓以及从脊髓发出的神经调整着这些反射，而无须脑的参与。但在反射出现的时候，你还是可以察觉的。

深腱反射

　　当你在膝盖下方敲到了肌腱的位置时，它会受到短暂的牵拉。在牵拉的过程中，信号就发送到脊髓。之后脊髓又把信号返回给你的腿，引起大腿肌肉收缩，结果就是你的腿跳了起来。亲身经历一下你会觉得很有趣，因为你的腿看起来是自己在跳，这就像变魔术。

　　你体内其他部位也有深腱反射，如肘部、脚踝和下颌，但医生们不对它们做常规检查。

屈肌反射

　　如果父母警告了你别去碰火锅，你就会小心翼翼地移动你的手以避免被烫伤。但是如果你没受到警告却不小心碰到了火锅，反射就会控制你的动作，让你立刻把手移开，以避免被烫伤。你压根儿不会想到是什么产生了这种反射。

　　踩到一个尖尖的东西也会引发同样的反射，但在这种情况下发生的事真的很酷。如果你只是把你的脚往后退，那很可能就一屁股摔地上了。为了防止这种事情发生，指示伤侧腿部肌肉向后退的信号会传递给另一条腿，让肌肉收紧，防止摔倒。再说一遍，虽然你的脑子不参与进来，但你仍然知道发生了什么。

呕吐反射

　　这种反射会使你喉咙最里面的肌肉收缩，它的目的是防止你窒息。猜猜看，什么最有可能引发这种反射？是医生用棉签在你喉咙口刮擦扁桃体！

惊跳反射

　　你有没有过被很大的声音吓到的经历？在那一瞬间，你手臂和上身的肌肉可能会抽动一下。这就是惊跳反射。它警告你要注意可能出现的危险，密切关注周围环境。有时你晚上睡着的时候也会出现这种反射。

瞬目反射

　　如果有异物接触到角膜，两侧眼睑会瞬间眨动。这可以避免眼睛受到伤害。

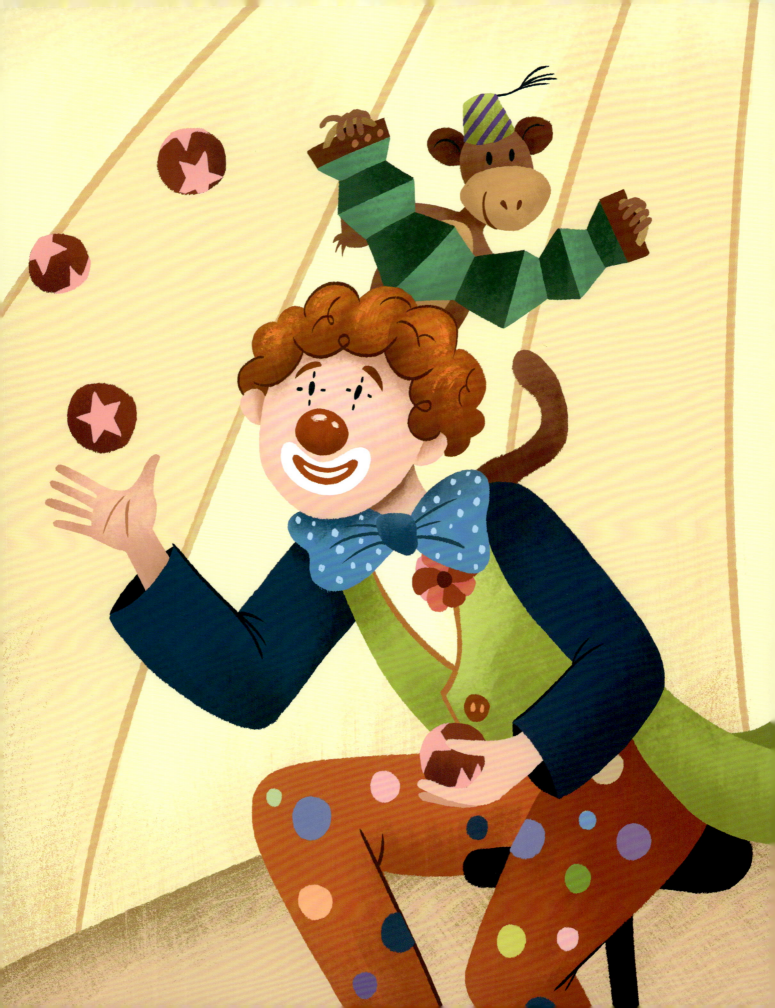

THAT MAKES SENSE
感觉就对了

你通过感觉来体验世界。振动的空气分子产生声觉。电磁波产生视觉。空气和食物中的化学物质产生嗅觉和味觉。皮肤上的刺激会产生触觉、压觉、痛觉和其他感觉。

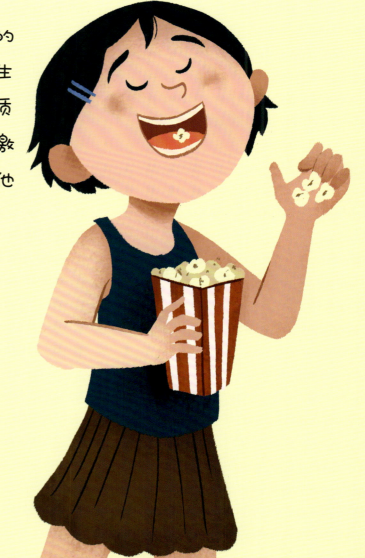

▷ 你的感官 ◁

它们是什么? 它们是一系列被称为感受器的器官和特殊神经，能让你触摸、看到、听到、闻到和尝到。

它们在哪儿? 它们在你的眼睛、耳朵、舌头和鼻子里。你的皮肤、肌肉和器官中也有感受器。

它们有多大? 感受器特别小。

它们有什么作用? 它们使你能够对内部环境和周围环境的刺激做出反应。

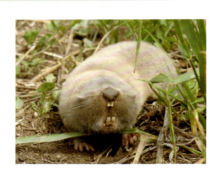

世界之窗

动物体验世界的方式与你不同。裸鼹鼠并不像大多数人想的那样看不见东西，但它们的视力确实很差，所以对它们而言，听觉、嗅觉和触觉更为重要。蛇的听力差，但它们的舌头和鼻子赋予了它们极好的嗅觉。鲨鱼可以探测到其他动物产生的电场，这对于夜间觅食而言特别有帮助。你最依赖哪种感官呢?

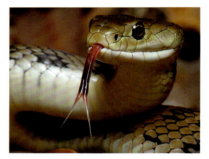

你的触觉很灵敏

如果有人让你描述一下你的触觉，你可能会说触觉就是用手指感觉事物的能力。实际上，你的触觉远远不止这些。

体内含有称为感受器的神经末梢，它们通过向你的脑发送信息让你"感觉"事物。除了你的皮肤，这些感受器还存在于肌肉、关节、血管和内脏中。感受器对轻触觉、压力、拉伸、温暖、寒冷、疼痛和振动都会做出响应（见第 178 页）。

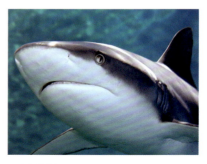

裸鼹鼠（上）、蛇（中）、鲨鱼（下）

　　不看就能分辨出这是什么东西的最佳方式就是用你的手指去摸。真皮层（见第 5 页）中的轻触觉和压力感受器使它成为可能。这些感受器对物体棱角和细节的反应十分灵敏。

　　牵张感受器位于你的真皮层、肌肉和关节。抓取和放开东西离不开来自这些感受器的输入信息。这些感受器也有其他功能。肺里的牵张感受器告诉你已经完成了一次深呼吸，胃里的牵张感受器让你清楚自己什么时候"吃饱了"，直肠和膀胱中的拉伸感受器则告诉你什么时候该去上厕所了。

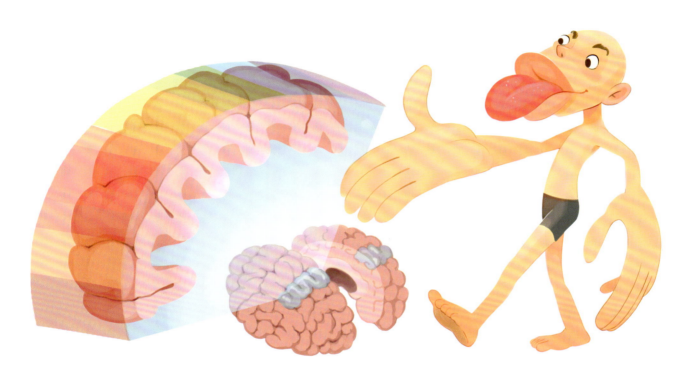

究竟 怎么回事儿？

你体内某些部位的感觉和运动神经要比其他部位更多，这样人体对这些部位的感知和控制就更为深入。人体的感官侏儒图展示了大脑分给这些神经的"空间"容量。这个侏儒看上去变形了，这是因为它代表的是你身体某些部位的感觉神经和运动神经的数量和复杂程度，而不是这些部位的实际大小。

波长的产生

你有没有想过为什么红苹果是红色的？如果你见识过彩虹或棱镜的作用，你就知道光可以被分解为从红色到紫色的一系列颜色。光谱中的每种颜色都有不同的波长。当光照在红苹果上时，苹果会把红色以外的所有波长的光都吸收掉，而反射出红色波长的光，这就是你看到的颜色。

视网膜中的光敏细胞有不同的功能。视杆细胞对颜色无反应，但对光非常敏感，使你在昏暗的光线中也能看得见。视锥细胞对三种不同波长的光有反应：红色、绿色和蓝色。如果有人是色盲，那他的视锥细胞对某些波长的光就不能做出反应。

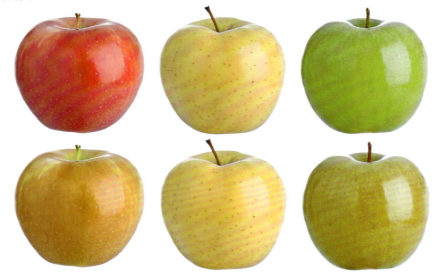

上面一组图展示的是正常的视觉
下面一组图展示的是同样一组颜色在色盲的人看来是什么样的

深度知觉

因为你的两只眼睛隔了几厘米，所以它们看到的图像略有不同。想看到这种不同，你可以站在离墙几十厘米的地方，把你的右臂伸向前方；先后分别闭上左眼和右眼，观察你的手。你能注意到你的手相对于墙壁的位置会随着观察它的眼睛的变化而变化吗？你两只眼睛的不同视角形成了这种深度知觉。

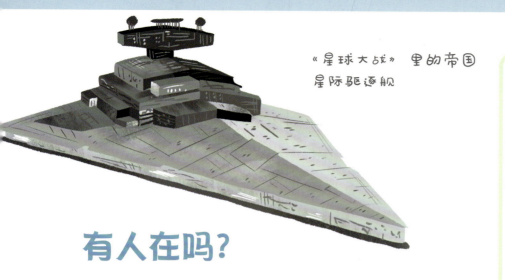

《星球大战》里的帝国星际驱逐舰

有人在吗？

如果你把石头扔进池塘，石头落下去的周围水面就会出现小小的同心圆波纹。拍拍双手，气体分子也会以同样的方式从你的手部离开。

声音是气体分子振动并刺激某些动物的耳膜后所产生的感觉。耳膜振动时，内耳的神经冲动传入脑内，这样就听见了"声音"（见第 45 页）。

世界上有成千上万种声音。有些高频声音像吹笛子发出的，有些低频声音像敲击低音鼓产生的。声音不仅取决于气体分子振动的速度，还取决于发声的物体。因此同样的音符在钢琴和吉他的演奏下听起来就不同。

原版《星球大战》电影开场时，帝国星际驱逐舰正准备炸毁叛军同盟的一艘船。巨大的驱逐舰在银幕上移动，飞船和武器发出的声音令人胆战心惊。这些声音是电影中的特效，就是为了让人产生恐惧感。实际上太空中没有声音。为什么呢？因为太空里没有空气，没有空气也就没有声音。对不起了，达斯，虽然你的飞船看起来很吓人，但它安静得像只老鼠。

正如有些动物能看得见颜色而另外一些动物看不见一样，某些动物的听觉范围比其他动物更大。

"EWWW 这是真的"

你身体的所有部位都是相连的，但是你的眼睛和脑之间的解剖关系真的是又怪又酷。如果把照片里的颅骨和脸拿开，你就会发现眼睛真的只是脑的延伸。以后你被肉肉的、触角末端长了眼睛的鼻涕虫给恶心到的时候，可别忘了啊！

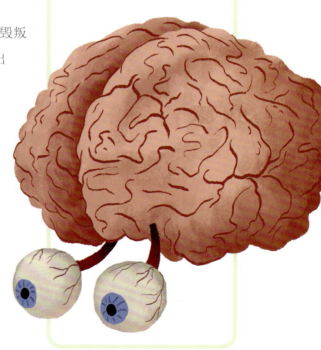

你闻到了吗?

对大多数动物而言，气味无所谓好坏。相反地，气味传递了有关它们所在世界的信息。食肉动物通过嗅觉寻觅猎物；它们也会用尿液和其他气味标记自己的领地，这样对手们就知道它们就在周围。猎物也会利用嗅觉来判断捕食者是否在附近徘徊。

人类对气味有不同的态度。有些气味，比如鲜花或刚出炉的面包，闻起来就很香。其他的，像臭垃圾或腐烂的食物，闻起来就很恶心。但多数"糟糕的"气味会有不同的用途。成年人用漱口水预防口臭。父母闻一闻孩子的尿布，看看是不是要换了。孩子们会想，为什么爸爸妈妈的脚是臭的？

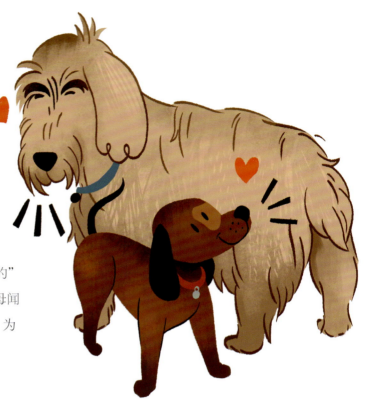

味觉是这样

你舌头上的味蕾能辨认的味道有五种：甜、酸、咸、苦、鲜。但是，你依然能品味世界上全部的令人惊叹的味道，这是因为你还有嗅觉。每次你吃东西的时候，来自味蕾和鼻腔的信息就会汇聚于你的脑中（见第 37 页）。正是这些输入信息的组合，你才能够尝出食物中复杂的味道。因此，在你感冒的时候，食物的味道就不太好。

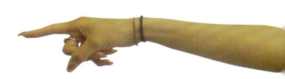

**究竟
怎么回事儿?**
————

うま味（日语词汇，指令人愉快的鲜味）是化学家池田菊苗（1864—1936 年）在 1908 年首次发现的。这种感觉来源于味蕾对谷氨酸的反应，这种化学成分存在于有鲜味的食物之中，如肉、奶酪和玉米饼。

不同寻常的感觉

对于走路，有两种感觉是必备的：一种叫**本体感觉**，另一种是**平衡觉**。

本体感觉是指你能知道你的身体部位的相对位置。举个例子，你站着，张开双臂，闭上眼睛，这种情况下你能轻易地用食指摸到鼻子。虽然脑和脊髓的许多部位都与本体感觉相关，但这种能力也离不开你肌肉和关节中重要的感受器。

如果你失去了平衡觉，就不能站立，走路时还会把脸摔破。平衡是脑对以下三个系统的信息进行处理的结果：眼睛、本体感觉和内耳的**前庭系统**。脑会整合这三个方面的信号，给出关于你相对于周围环境而言所在位置的信息。

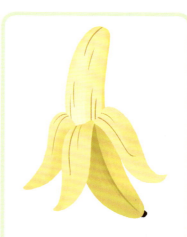

" 试试 这个 "

你可以做一个简单的实验来证明嗅觉对于口感的重要性。拿出具有特征性气味的一份水果或者其他食物，咬一口，咽下去。想一下它尝起来的味道。现在，再吃一口，但是这次你得捏住鼻子吃。它变得没那么好吃了，对吗？

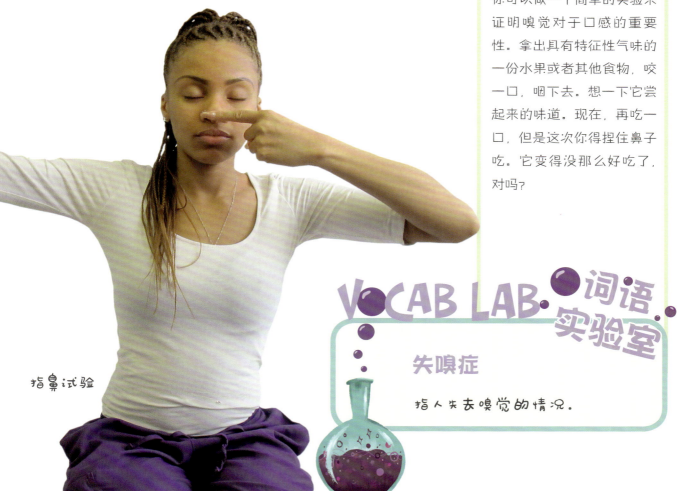

指鼻试验

VOCAB LAB 词语实验室

失嗅症

指人失去嗅觉的情况。

OH, GROW UP!

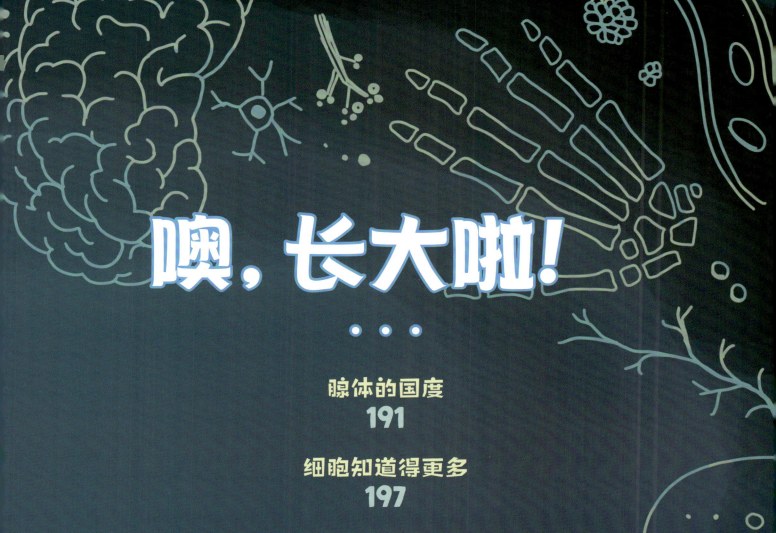

噢，长大啦！

. . .

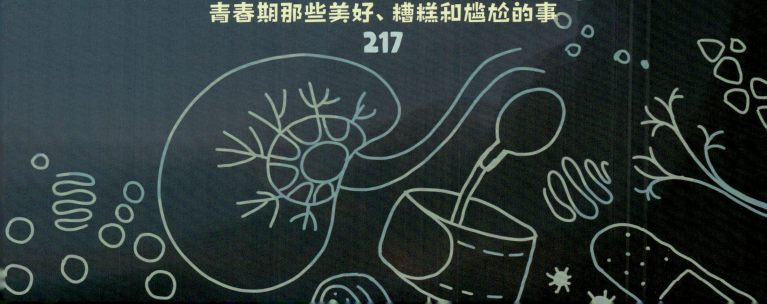

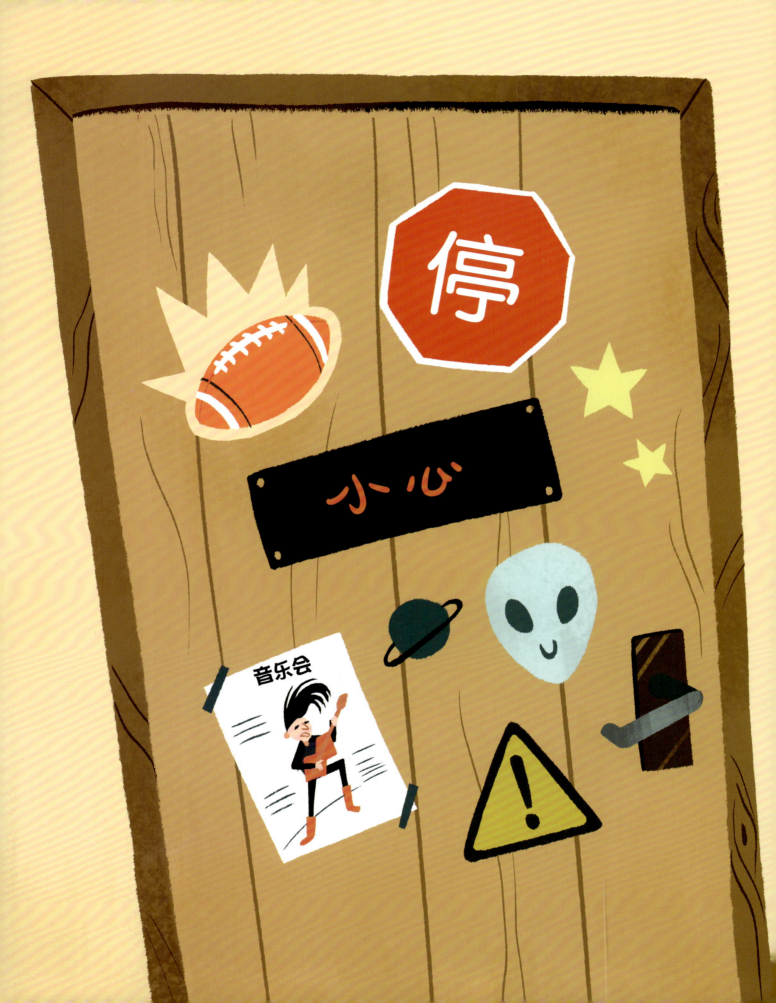

THE LAND OF THE GLANDS
腺体的国度

你在看电影或电视的时候，爸妈有没有说过里面的人激素分泌过多？这种评论的出现通常是因为青少年无缘无故地乱发脾气。虽然某些激素确实会在青春期增多，但你的内分泌系统会一直生成激素，贯穿你的一生！

你的内分泌系统

它是什么？ 它是腺体的总称。

它在哪儿？ 内分泌系统的"主腺体"，即垂体，位于下丘脑下方脑的中间。其他内分泌腺分布于你的颈部、胸部、腹部、骨盆和腹股沟。

它有多大？ 内分泌器官大小各异，小的如豌豆（垂体），大的如鸡蛋（睾丸）。

它有什么作用？ 你体内有数千个腺体。大多数的结构很小，产生黏液、眼泪、唾液或消化食物的化学物质。内分泌系统是一组产生激素的器官；激素是化学物质，对你身体的其他器官有直接的特定功能。

准备行动

你的脑通过神经冲动来协调你体内成千上万的活动。在你握拳的时候，大脑发出的电信号发出指示，让手和前臂的肌肉收缩。当你想尿尿的时候，膀胱里的神经告诉脑，膀胱里已经充满了尿液。

脑还使用化学物质来控制身体的功能。**内分泌系统**是对一组腺体的总称，这些腺体向血液中释放**激素**，调节细胞功能、生长发育、水平衡和睡眠，等等。脑通过下丘脑与内分泌系统相连。

激素和神经冲动的作用机理不同，但都非常迅速。神经冲动像立刻收到的短信，荷尔蒙则更像是需要长一些时间才能接通的电话。

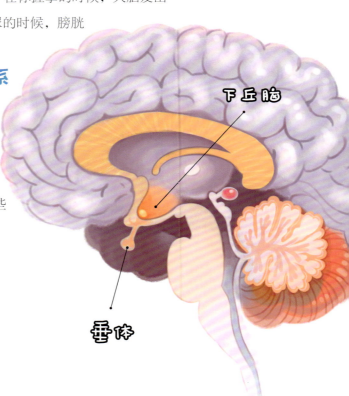

下丘脑

垂体

你的腺体：见到我高兴吗？

以下是你主要的内分泌腺所做的一些工作：

- **垂体**被称为"主腺体"，因为它和内分泌系统的其他部分一起发挥着关键的作用。它还能产生一些激素，包括生长所必需的**生长激素**。

- **松果体**能产生褪黑素，它有助于调节睡眠。

- **甲状腺**产生两种对细胞生长和能量代谢至关重要的激素。

- **甲状旁腺**能分泌一种控制体内钙含量的激素。

- **胰腺**既是器官又是腺体，它能产生包括胰岛素在内的多种激素。胰岛素像一把生物钥匙，能让葡萄糖进入细胞，这样葡萄糖就能作为能源被储存或利用。

- **肾上腺**产生的激素可以调节血压、水平衡以及战或逃反应（见第 195 页）。

- **胸腺**产生的激素能刺激免疫系统对抗感染。

- **卵巢**（女性）和**睾丸**（男性）产生的激素可以调节青春期发育和生殖（见第 218 页）。

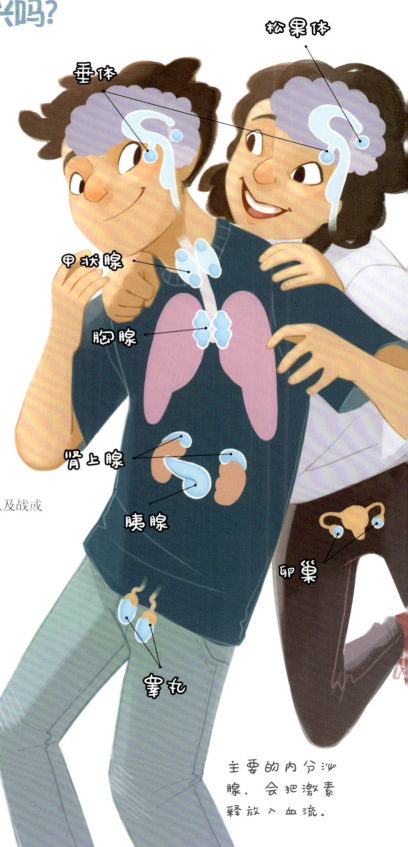

松果体

垂体

甲状腺

胸腺

肾上腺

胰腺

卵巢

睾丸

主要的内分泌腺，会把激素释放入血流。

把暖气开大点儿

内分泌系统最酷的就是它有一个"开／关"功能，就像家里的供暖系统一样。

客厅里的恒温器不断地监测空气温度。假设恒温器在冬季设定的温度是 20 摄氏度。如果温度降到了 20 摄氏度以下，恒温器就会自动打开炉子，然后炉子再燃烧气体或任何其他的燃料来提高温度。当温度升到 20 摄氏度时，恒温器就会把炉子关闭。

控制加热系统的原理叫作**负反馈循环**，控制你内分泌系统中大部分器官的也是这个原理。我们以甲状腺为例。

下丘脑会持续监测你血液中甲状腺激素的水平。甲状腺激素控制你的新陈代谢、骨骼生长，还有许多其他作用。当激素水平下降时，下丘脑向垂体发出信号，让它释放一种称为**促甲状腺激素**（TSH）的化学物质，可以让甲状腺产生并释放甲状腺激素。随着甲状腺激素水平的升高，TSH 不再释放。当甲状腺激素水平开始下降时，下丘脑指示垂体释放更多的 TSH。

这种反馈循环使人体机能得到非常精细的调节。这种平衡的学名就叫作**自稳态**。

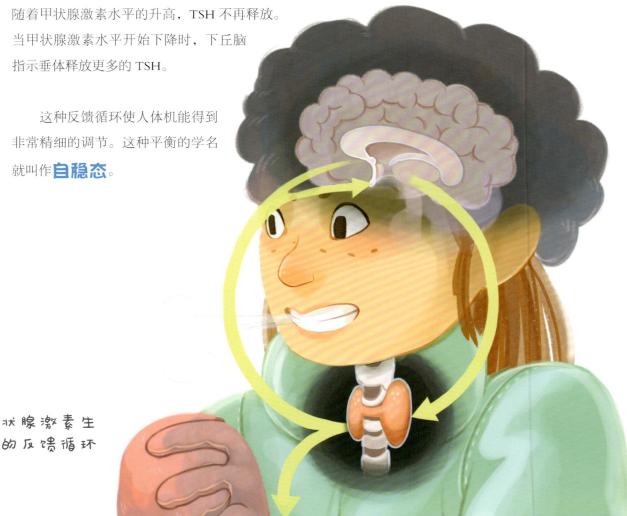

甲状腺激素生成的反馈循环

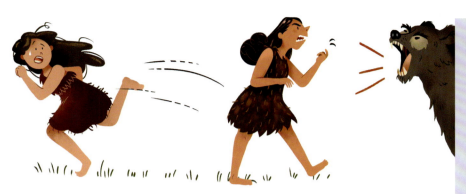

战或逃？

　　人类和其他动物有一种固有的机制，称为"战或逃反应"，这能帮助他们应对危急情况。如果在操场上你突然感觉被比你大的孩子威胁了，你必须迅速决定是跑掉（逃）还是自卫（战）。

　　你的神经系统和内分泌系统会协调各种身体行为来支持任意一个选择。肾上腺释放**肾上腺素**和**皮质醇**，它们让你的呼吸加快，将更多的氧气吸入体内。你的心率加快、血压升高。更多的血液会流入你的肌肉，而肠道这种不重要的部位的血流就少了。瞳孔会变得更大，这样你就能看得更清楚。

Dr B's Tips

本内特博士的小建议

出了什么问题？ 得了I型糖尿病。

它是什么病？ 葡萄糖是一种作为细胞主要能量来源的糖。在I型糖尿病中，胰腺不能产生胰岛素，所以血液中的血糖水平会升高。血液中多余的葡萄糖会让孩子尿量增多，而且如果他们饮水不足时还会导致脱水。由于葡萄糖不能进入细胞，所以细胞不能以葡萄糖为能量，而会消耗脂肪。体内的脂肪并不是很好的能量来源，所以患有糖尿病的孩子会出现体重减轻和生病。

应该怎么办呢？ I型糖尿病的患儿每天都要查血糖，还要注射胰岛素，这样才能保持正常的能量代谢。

究竟怎么回事儿？

　　每个人都会感到恐惧，但有些极度的恐惧足以引发你的迎战或逃跑反应。这种恐惧称为恐惧症。大多数恐惧症都有名称，其中有些你看到名字就能理解。英语中，对蜘蛛（spiders）的恐惧（蜘蛛恐惧症，arachnophobia）的名字来源于蜘蛛的学名——arachnids。但是，蔬菜恐惧症（lachanophobia）这个名字背后隐藏着哪种恐惧呢？是对蔬菜（vegetables）的恐惧。这种恐惧不仅是怕吃，还害怕和它们待在同一个房间里！

以下是其他奇怪的恐惧症：

- 体味恐惧症——害怕体味
- 呕吐恐惧症——害怕呕吐
- 清洗恐惧症——害怕洗手或洗澡
- 小便恐惧症——害怕在公共厕所小便

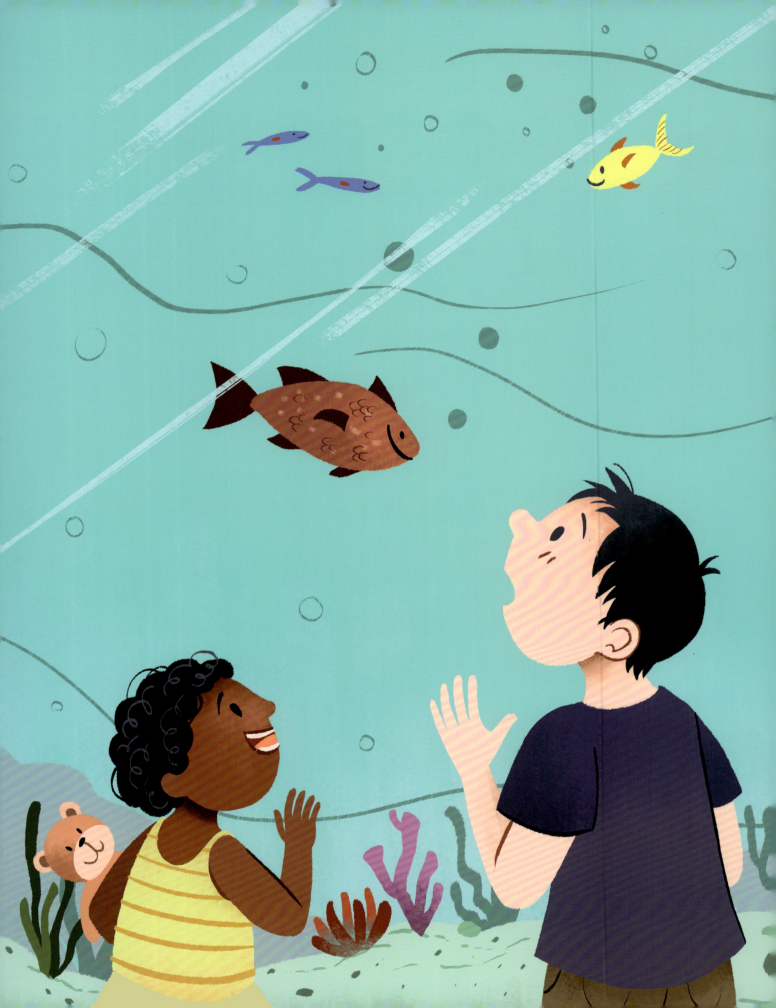

CELLS
SPEAK LOUDER
WORDS
细胞知道
得更多

地球的年龄已经不止四十亿岁了。我们还不清楚生命是什么时候出现的、怎么出现的。但是我们知道第一批生命是单细胞生物。经历了数百万年后，这些生物变得越来越复杂，还进化出了多细胞生命。人类在这个星球上已经存在了一段非常短的时间。

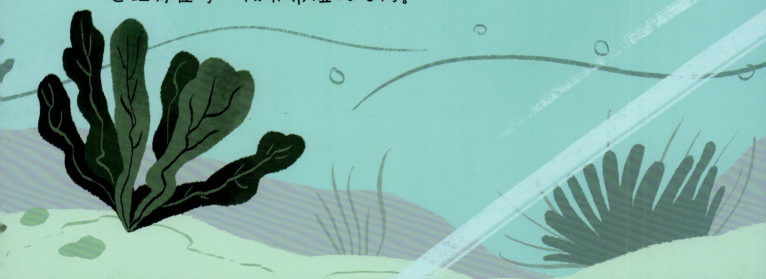

你的细胞

它们是什么？ 地球上所有的生物，包括人类，都是由细胞组成的。细胞通常被称为"生命的基石"。

它们在哪儿？ 细胞无处不在。你的身体是由好几十万个细胞组成的。

它们有多大？ 你体内每个细胞的大小·和形状都不一样，这与其功能相适应，但它们真的都特别小·。大概 10,000 个细胞才有一个针尖那么大。

它们有什么作用？ 细胞通过复杂的化学反应来发挥作用，并为你所做的一切负责。细胞可以产生消化食物的酸、保护鼻子和鼻窦的黏液、有利于你生长的蛋白质，以及有助于你抵抗感染的化学物质。

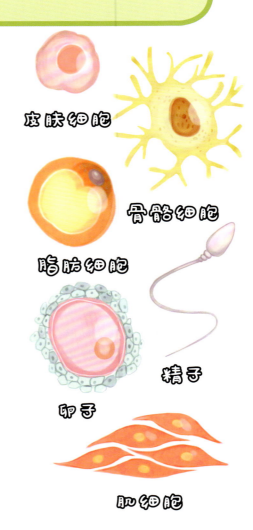

皮肤细胞

骨骼细胞

脂肪细胞

精子

卵子

肌细胞

你的身体是一座工厂

工厂里有工人、机器、建筑物和原材料。货车向工厂运送物资。工人们卸下货物并制造出工厂能生产的各种产品。工厂里不同的机器在制造过程中有不同的作用。大家一起努力，生产出客户需要的产品。

人体中的每个细胞都是一个微型工厂，但在这种情况下，你就是客户！你的工厂用到的原材料包括水、氧气、矿物质，以及你从食物中摄入的其他营养。

你的细胞里有什么

尽管你体内的细胞种类繁多，但它们有着相似的内部结构，叫作**细胞器**。每种细胞器都有各自的功能。这里列举了你细胞里的一些细胞器及其结构。

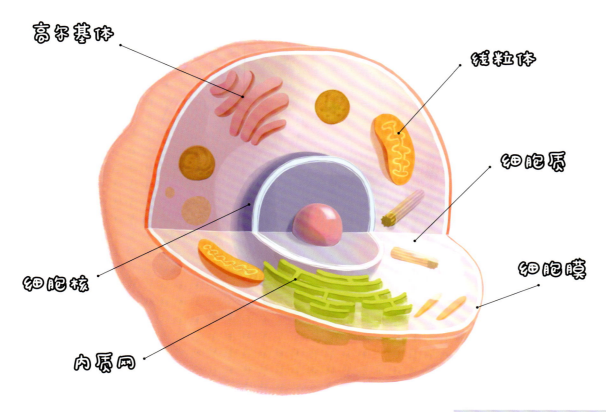

高尔基体

线粒体

细胞质

细胞核

细胞膜

内质网

细胞的三维图

细胞膜 这种结构薄而有弹性，形成了细胞的外部边界。你的细胞紧紧地挤在一起，但并不相互"粘连"。要不然血液就不能为它们提供所需的氧气和营养了。

细胞质 是活细胞内凝胶状的物质，它里面有细胞的**细胞核**和细胞器。

细胞核是"上司"，调节细胞功能。它的里面是 DNA，是负责细胞工作的总管。

微管和中间丝 这两种"灵活"的结构维持着细胞的形状。它们就像你细胞里的"微骨架"。

线粒体 是你细胞中的"电池"。线粒体内的化学反应产生了能量，为细胞的功能提供动力。

溶酶体 是充满液体的囊泡，是细胞的废物处理系统。溶酶体就像一个饥肠辘辘的吃豆人，把细胞里的细菌和不需要的东西都吃了。它们里面的酶能把吃下去的所有东西都给"消化"掉，使之成为无害物。

究竟
怎么回事儿？

人体的细胞约为 35 万亿个。地球是 70 亿人口的家园。也就是说，你体内的细胞数量是地球上人口数量的 5,000 倍！

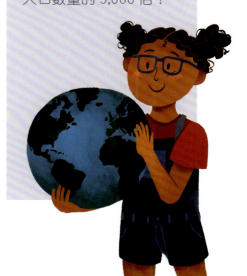

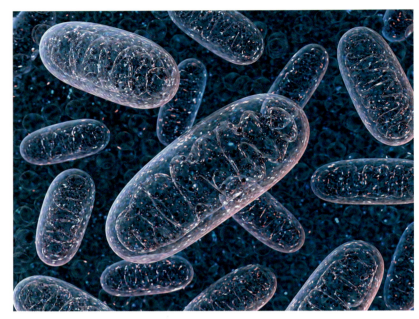

电子显微镜下的线粒体

"EWWW 这是真的"

线粒体有自己的 DNA，因而科学家们认为它们是独立的细菌，在几十亿年前与大型生物的细胞形成了合作关系。最后，这些生物进化成了人。所以以后你凡是想说细菌的坏话时，要记住，如果没有线粒体的话，你就成了沙发上的土豆！

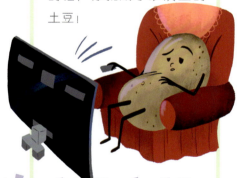

核糖体能为细胞制造分子。它们根据 DNA 中的模板把氨基酸组装成蛋白质。

内质网是内部互相连通的管状结构，位于细胞核外，能生成脂肪和蛋白质。

蛋白质生成后会立刻进入**高尔基体**进行下一步加工。高尔基体就像一条传送带，它把蛋白质包裹在**囊泡**里，这样就可以把它们"运出"细胞。

接下来举例说明这种工作机制。胃除了能产生消化食物的胃酸外，它里面还有一种细胞，能产生黏液防止胃受到胃酸的侵蚀。细胞核中的 DNA 指导核糖体产生黏液。黏液一旦生成后就会被转入高尔基体。之后，黏液被包装成囊泡，到达细胞膜所在位置，被释放入胃，覆盖在胃壁表面。

VOCAB LAB

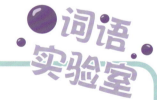

词语实验室

组织学

组织由一群执行特殊功能的细胞组成，而组织学就是研究组织微观结构的学科。

DNA

是脱氧核糖核酸（deoxyribonucleic acid）的简称。

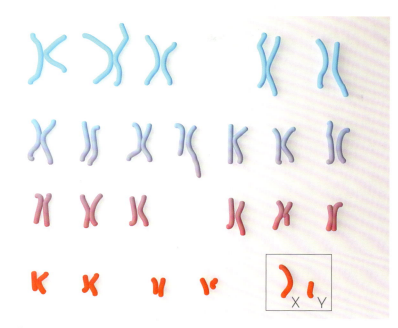

人类的染色体

性别染色体

染色体

染色体是从细胞核中发现的螺旋形结构。它们以 DNA 的形式涵盖了你所有的遗传信息。人类有 46 条染色体，其中有两条决定性别。女性有两条 X 染色体，男性各有一条 X 和 Y 染色体。

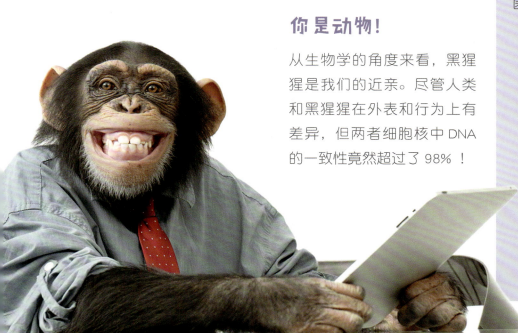

你是动物！

从生物学的角度来看，黑猩猩是我们的近亲。尽管人类和黑猩猩在外表和行为上有差异，但两者细胞核中 DNA 的一致性竟然超过了 98%！

究竟
怎么回事儿？
————

在显微镜下观察细胞的第一个人是罗伯特·胡克（1635—1703 年），他是一名英国科学家。他在观察软木薄片时看到了细胞。"细胞"（cell）这个词汇来源于拉丁语 cellula，意思是"小室"。第一个在显微镜下研究活细胞的人是安东尼·范·莱文胡克（1632—1723 年）。他从池塘水里观察到了微生物。他把它们称为微生物（animalcules），拉丁语的意思就是"小动物"。他也是第一个用显微镜观察肌纤维和细菌的人。

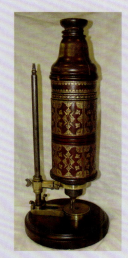

胡克的显微镜

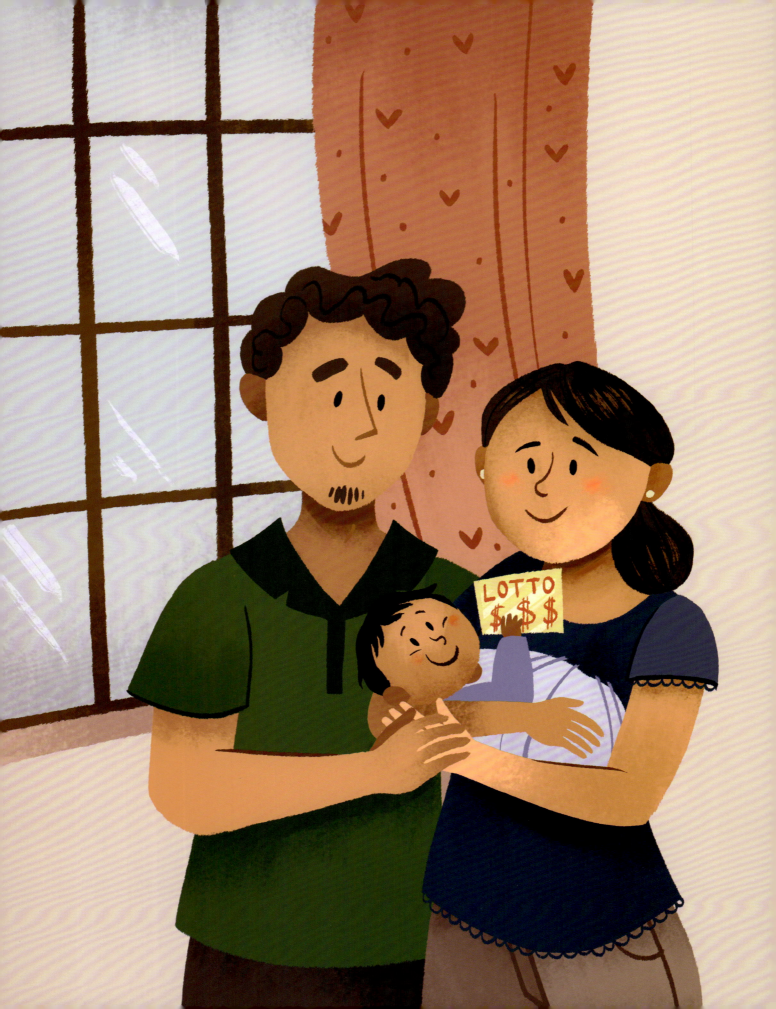

YOUR LIFE AS A
FETUS
当你还是
胎儿时

你可能还不知道你赢了彩票吧。这不是上周的事情，也不是上个月的事情，而是在你出生前9个月的事情。一个来自男性的特定的精子使得一枚来自女性的特定的卵子受精，所以才创造了你。任何其他的组合都会创造出另一个不同的人。你就是那个在12万亿种可能性中脱颖而出的人！

胎儿

他是什么？ 他就是出生之前的你。

他在哪儿？ 你是要问他曾经在哪儿吧？胎儿在子宫里生长。子宫就是女性肚脐下方盆腔中的一个器官。

他有多大？ 因时间而异。最初时，你比一句话末尾的句号还小。9个月后，你就大到可以哭出很大声音、出生后就在医生身上撒尿，而且每天至少得喂8次奶。

他会干什么？ 初期，胎儿会让妈妈呕吐。在中期，他相当安静，多数妈妈能够工作、娱乐和夜间休息。在最后时期，他会经常踢妈妈的肚子把她弄醒，这是因为她的肚子里容纳的是一个重约2.7千克的婴儿！

一万亿分之一

女婴出生时卵巢里的卵子为200万个，这是她们一生中全部的卵子数目。这些卵子一直要到青春期（见第218页）才会发育成熟，但是每年都会死掉好几千个。等到女性准备生育时，平均还剩30万个卵子。男性要一直到青春期（大约13岁）时才会产生精子，但之后精子的产生就不会停止了。

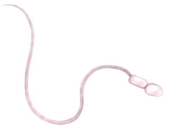
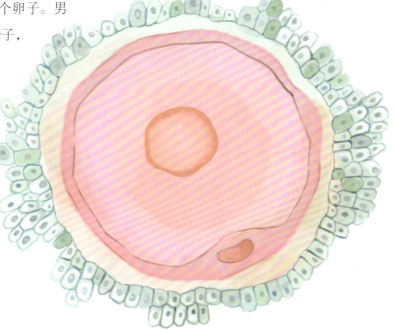

男性的精子（左）、女性的卵子（右）

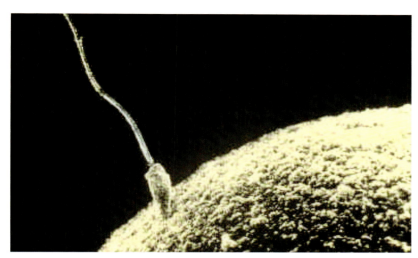

电子显微镜下可见一个精子正在进入一枚卵子

竞争开始了

每次在成年男性和成年女性性交时，都会有数百万个精子进入女性体内。精子游过阴道和子宫进入输卵管，在那里进行受精。大多数精子都不能到达卵子所在位置，而只有一个精子能成功穿透卵子的外膜。

当精子进入卵子后，分别来自父方和母方的 DNA 结合在一起。这样你就继承了父母双方的身体特征和性格特征。

一旦卵子受精后，分裂就开始了。等到它植入子宫时，就是**囊胚**了。囊胚中约有 250 个细胞，它的直径为十分之一毫米。细胞分裂继续快速进行。

用来描述发育过程中的人的名称随着时间的变化而变化。在前两周，它叫**受精卵**。在第二周到第二个月之间，它叫**胚胎**。从第二个月一直到出生，它叫**胎儿**。

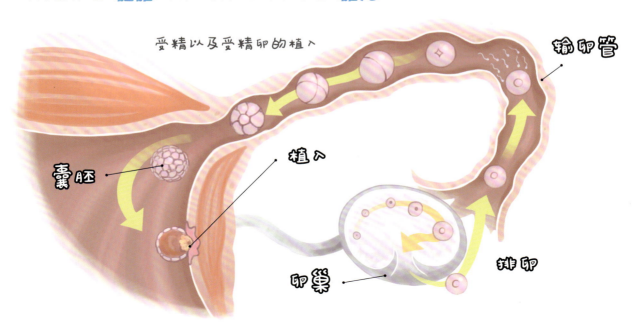

受精以及受精卵的植入

输卵管

囊胚

植入

卵巢

排卵

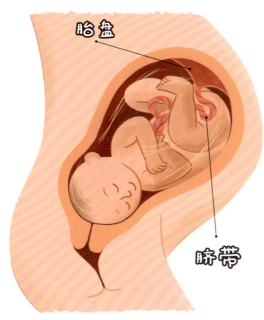

脐带将胎儿和母体相连

不是房子的家

在你最初植入妈妈子宫的时候，你从**卵黄囊**中获取养分。在两周内，一个叫**胎盘**的器官逐渐发育。胎盘成形后，妈妈体内的氧气和营养物质就会通过**脐带**进入你的体内。

脐带是一条白色、柔软的管状结构，长约 60 厘米。脐带中的血管用于将营养物质输送到婴儿体内。

在胎儿时期，你被**羊水**包围着。这种流体具有缓冲作用，能保护你不受外力的影响。它还能让你在子宫里四处活动。

小宝宝，大进步

从你成为受精卵的那一刻起，一直到你来到这个世界上，其间会有一些非常重要的事情发生。以下就是你在胎儿时期的主要成就：

第一个月

- 心脏、消化系统、脑和脊髓开始形成。
- 胳膊和腿呈芽状，长出了蹼状的指（趾）。
- 长约 6 毫米。

第二个月

- 重要器官开始形成，心脏开始跳动。
- 面部结构更加清晰，肘部和膝盖发育。
- 长约 3.8 厘米。

第三个月

- 四肢很细，骨头开始变硬。
- 会吞咽羊水，肾脏开始产尿。
- 长约 7.6 厘米、重约 40 克。

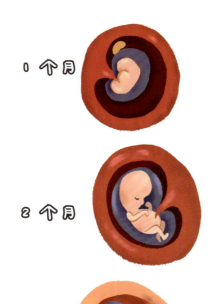

0 个月

2 个月

3 个月

第四个月

- 皮肤是半透明的，表面覆盖着细长的胎毛。
- 可以通过超声波检查确定性别。
- 长约 15 厘米、重约 200 克。

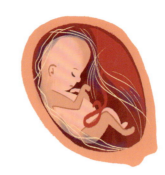

第五个月

- 长了头发和眉毛。
- 妈妈能感觉到胎动。
- 长约 25 厘米、重约 250 克。

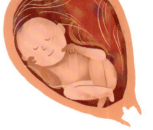

第六个月

- 脑在快速发育。
- 眼睑形成了。
- 长约 35 厘米、重约 680 克。

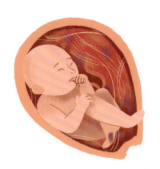

第七个月

- 可以睁眼、闭眼。
- 对突发的声响会有反应。
- 长约 40 厘米、重约 1.6 千克。

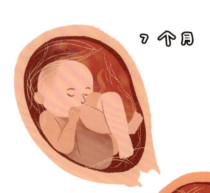

第八个月

- 大多数器官、肌肉和骨骼已经发育完全了。
- 脂肪含量增加。
- 长约 45 厘米、重约 2.7 千克。

第九个月

- 胎儿成形了。
- 肺成熟了。
- 长约 50 厘米、重约 3.6 千克。

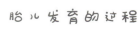

胎儿发育的过程

"EWWW 这是真的"

羊水是一种由水和化学物质组成的淡黄色液体。当你在妈妈肚子里发育得足够成熟时，你就会开始做很多"幼稚"的事情，包括动来动去、踢妈妈的肚子、吸手指和喝羊水。由于这时候肾脏也在工作，所以你还会尿尿。但是，你的尿液流入的是你所在的这个囊腔。所以，当你喝了一大口羊水时，你也把自己的尿喝进去了。味道真不错！

各就各位，预备，开始！

医生们并不清楚是什么触发了分娩。当你在母亲子宫中生长了9个月后，她就开始分娩了。分娩是一种医学用语，指的是把你推入这个世界的一连串事件。这个过程很辛苦，但是当把你黏糊糊的小身体放在你妈妈温暖的臂弯里时，她可能要高兴得哭了。

第二幕场景：胎盘娩出

在你出生后的数分钟内，你妈妈还会经历第二次分娩，这就没有那么激动人心了。为你提供了9个月养分的胎盘也要从你妈妈的子宫中离开。现在，胎盘会由医院处理。在过去的一些风俗文化中，胎盘要被埋起来以获得好运。

既然哺乳动物都会生出活的宝宝，那你猜猜动物妈妈们会怎么处理自己的胎盘？有些动物扔下它就不管了。其他一些动物，包括某些食草动物在内，会把它吃了！没人知道为什么会这样。一种理论认为动物这样做是为了防止捕食者进入自己的栖息地。另一种说法是胎盘中含有营养物质，能帮助母亲从分娩中恢复过来。

肚脐是凹进去的还是凸出来的？

脐带残端脱落后，宝宝身上就会留下一个凹进去或凸出来的肚脐。大多数人的肚脐是凹进去的。如果你的肚脐是凸出的，那只是因为肚脐在愈合过程中长了一些额外的疤痕组织。

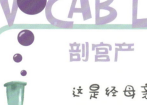

VOCAB LAB 词语实验室

剖宫产

这是经母亲腹壁切开子宫使婴儿生出来的手术。只有在婴儿不能经阴道安全娩出时方会采用这种手术。

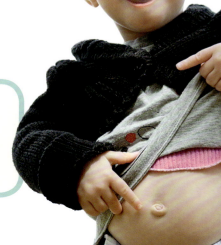

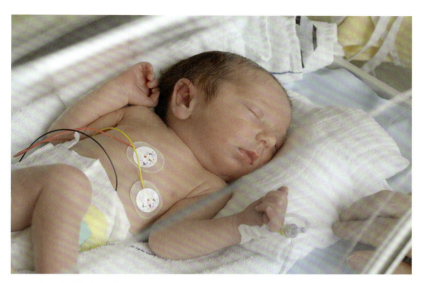

恒温箱里的早产儿

出生得太早了

　　婴儿有时会提前出生。因出生提前时间的不同，宝宝可能会面临不同的医学问题。早几周出生的婴儿可能没什么问题或者只有喂养方面的困难。更早出生的婴儿可能存在体温调节方面的问题，需要待在**恒温箱**里，这是一种胶囊状的小床，其温度和环境都会受到控制。还有些婴儿出生时间太提前了，以至于他们的肺可能还没完全发育好，这会导致另外的问题。但是多数早产儿在一两年之内的生长就会"追赶上"正常出生的孩子，而且你永远都不会知道他们曾是早产儿。

真实的故事

　　有一名 25 岁的女性，她在怀第一个孩子期间经常会放屁。有一天晚上她放了特别多的屁，所以她的丈夫说："你能不能到另一个房间去，直到你的屁全部放完？"那个女人回答说："如果我每次放屁都要离开这个房间，那我就不用待在这儿了！"

真真假假大挑战

你在婴幼儿时排出的第一次大便闻起来很臭。

错的。在出生前，你的吃并不是字面意思。但是，你确实喝了，喝的是羊水。混在羊水中的是从你身体中脱落的恶心的东西：皮肤、指甲细胞、头发，等等。这就是你第一次大便的组成成分。

大便臭的主要原因是你的肠道里有细菌。在你出生之前，你身体里没有任何细菌，所以你的第一次大便没有臭味。但这并不意味着它不恶心呀！

胎儿粪便叫作**胎粪**。它是一种黏稠的、呈墨绿色的物质，像柏油。问问你爸妈，把你屁股上这种黏糊糊的东西擦干净得有多难。

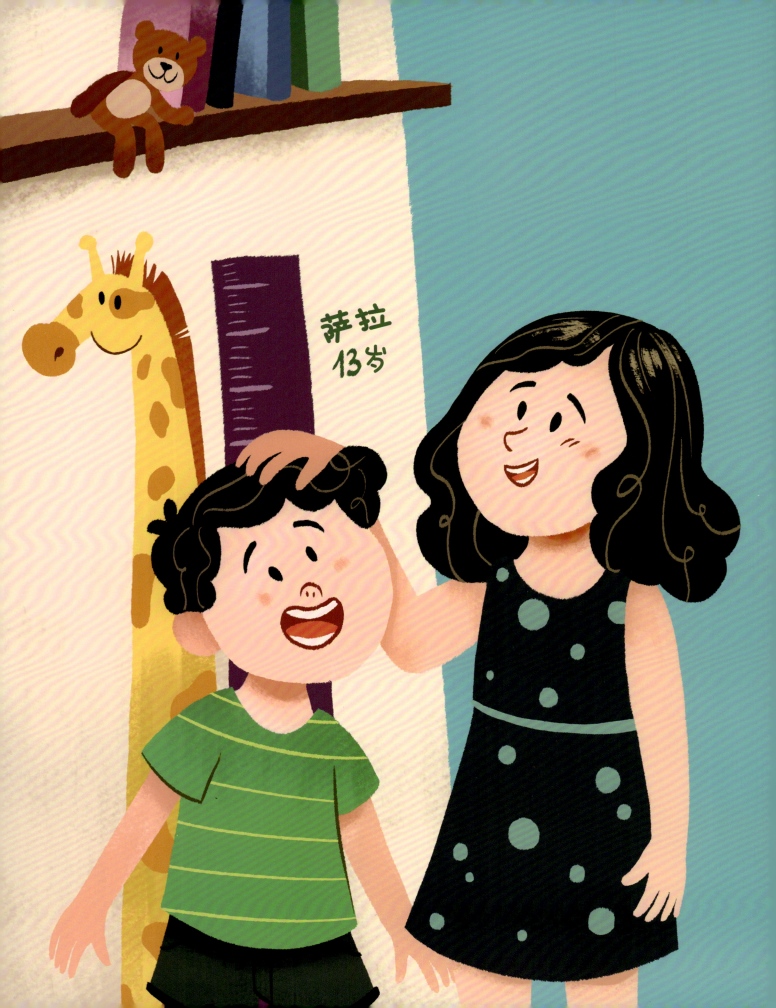

KNOWING ABOUT GROWING
了解生长

多数爸妈会在家里某个地方记录孩子们的身高。有的人会在墙上钉上一种量尺，还有的人则会在门框边用笔做标记。除了能知道你现在的身高，你还能回顾自己过去几年中长高的过程，这很有趣啊。

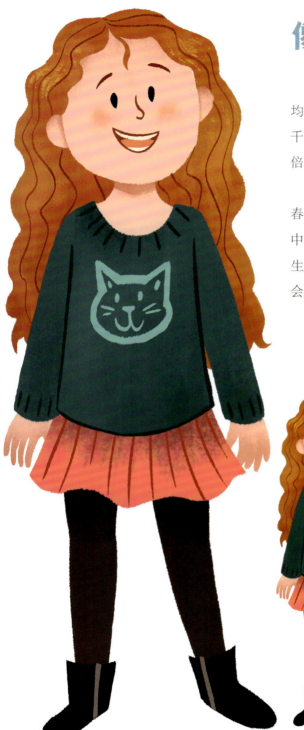

像野草一样生长

孩子在第一年生长的速度比其他任何时候都快。婴儿出生时的平均体重约为 3.6 千克、身高约为 50 厘米。1 岁孩子的平均体重约为 9 千克、身高为 94 厘米。也就是说，1 岁孩子的体重几乎是出生时的 3 倍，其身长也几乎翻了一番！

从 4 岁开始，你每年长高约 6 厘米。这种速度一直持续到你的青春期，此时大多数孩子的生长速度突飞猛进。在这个快速的生长过程中，你可能会连续几年每年长高 7.5 到 10 厘米。并不是所有孩子的生长都有这么一个突飞猛进的生长过程，无论你是否有此过程，都不会影响你成年后的身高。

你的脑袋相当大

出生时你脑袋的重量约为 340 克。在你 9 个月大时，它已经有成年人脑袋的一半大小了。在你 2 岁的时候，它的大小已达到成年人脑袋的 75%。因此小孩子的脑袋相对于他们的身体来说特别大。如果成人的头与身高的比例和婴儿的一样，那么成人的脑袋就有一个大西瓜那么大！

究竟 怎么回事儿？

如果一个10岁孩子的生长速度和婴儿一样，那等她长到11岁生日那天，她会从约32千克重、137厘米高变成约95千克重、260厘米高！

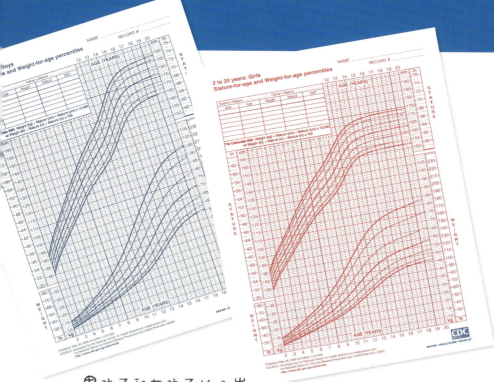

男孩子和女孩子从 2 岁到 20 岁的生长曲线表

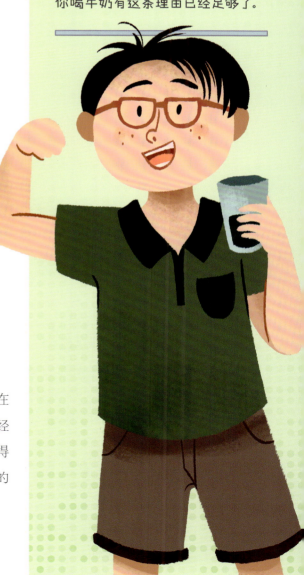

真真假假大挑战

喝牛奶有利于你长高。

假的。牛奶中富含蛋白质、钙和维生素 D，它们是健康饮食的组成部分。尽管牛奶对你有好处，但它不会让你长得更高。它能做的就是使你的骨头变得更强壮，你喝牛奶有这条理由已经足够了。

体检

在你每年体检的时候，医生们会在生长曲线表上记录你的身高和体重。这些图表记录了你的生长曲线，以确保你的成长速度保持稳定。看一看本页的图表，你就会发现在某个范围内的数据被认为是正常的。如果你的身高和体重在 75 百分位数，那就说明你的身高、体重超过了 100 个同龄孩子中的 75 个人。但这不是比赛。即使你的身高和体重在 10 百分位数，你和处于 90 百分位数的那些人是一样健康的。

中学时代

在下一个章节里，你会了解青春期—— 一段长达 4 年的时间。在此期间，男孩、女孩会发育成为成年人。如果你在上中学，你可能已经注意到很多女孩子长得比同龄男孩子高。这是因为女孩子的青春期来得更早，因此她们生长的加速期要早于男孩子。但是，女孩子停止生长的时间一般会比男孩子提前，这也是多数男性比女性高的原因之一。

真真假假大挑战

你张开双臂的长度和你的身高差不多。

真的。如果你把手臂伸向两侧，测量它们的总长度，这个数值和你的身高非常接近。职业篮球运动员通常是世界上最高的运动员。因为他们必须跳跃、挡住对方以及扣篮，某些最好的球员的"臂展"甚至比他们的身高还长。

圣安东尼奥马刺队的科怀·伦纳德是近年来身高一臂展比最佳的 NBA 球员。他身高约 201 厘米，臂展约 222 厘米。也就是说，他的手臂跨度比他的身高还长约 21 厘米。他的手也很大。

你以后会长多高?

我们不知道你以后具体会长多高，但是可以用以下公式进行预测：

- 把你妈妈和爸爸的身高相加。
- 如果你是女生，就把这个数值减去 7 厘米；如果你是男生，就加上 7 厘米。
- 再把得到的结果除以 2。

有其父必有其子

有些男孩子的青春期要到 14 岁或更大的年龄才开始。如果你是这种情况，那你在看着别人嗖嗖嗖地长个子而自己一点儿动静都没有的时候会感觉很难过。在你担心自己会是个矮个子之前，先看看你爸爸的生长发育是不是出现得较晚。如果你爸爸的青春期出现得晚或者在十八九岁时还在长个子，那你的身高也很有可能会赶上你的朋友和同学。女孩子也一样。如果你是女孩子，你得问问你妈妈的生长模式是怎么样的。

究竟怎么回事儿?

如果你在自己生长的过程中照过 X 光片，那就能看到你的生长板（见第 104 页）。它们就像骨头之间的间隙，这是因为它们的结构是软骨而不是骨。医生有时会让你做一项"骨龄"检测来确定你的生长还能持续多久。

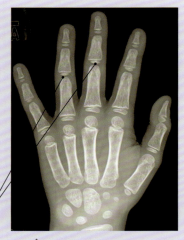

生长板

儿童的手可见生长板

关于生长的惊人事实

● 你的身体会不断吸收旧骨，产生新骨。人体的骨骼每10年更新一次。

● 出生时的眼睛大约只有成年时的三分之二大小。

● 牙齿在你出生前的几个月就开始形成了。

● 鼻子和耳朵一辈子都在生长。

● 女性的卵子是人体最大的细胞。

真真假假大挑战

你早晨的个子比晚上要高。

真的。睡觉时，你的肌肉会放松、舒展。经过一整天的静坐、站立和活动之后，骨与骨之间的软骨和软组织就会受到轻度挤压而变薄。这样你在晚上的个子就比早上要矮了约 0.6 厘米。

Dr B's Tips

本内特博士的小建议

遇到了什么问题？ 出现了生长痛。

这是怎么回事？ 这种痛通常在夜间出现在大腿、膝盖或小腿肚。

为什么生长时会痛？ 不能这么说！生长是无痛的，除非遇到下面的几种情况。大多数医生认为"生长痛"实际上是活动性疼痛。孩子们玩得很起劲，在跑跑跳跳一天之后，体内的肌肉、肌腱和韧带就会肿胀，这种情况出现后几个小时就会出现疼痛。

应该怎么处理？ 父母轻柔的按摩或一剂止痛药通常就能缓解疼痛。

有哪些例外情况？ 在 9 到 13 岁，你可能会出现由跟骨骨骺炎导致的脚后跟痛。这并不是真正意义上的病，而是由于跟骨（脚后跟）快速生长而引起的炎症。到处乱跑后会出现这种情况。可以使用护踵，它能减轻脚底的压力。在 11 至 15 岁，你的膝盖下方可能会出现类似的问题，叫作胫骨结节骨软骨病。这也不算病。它是由胫骨上端一块称为胫骨结节的骨性凸起的快速生长所引起的。通常在运动之后会疼。处理方式包括冰敷、服用止痛药和休息。

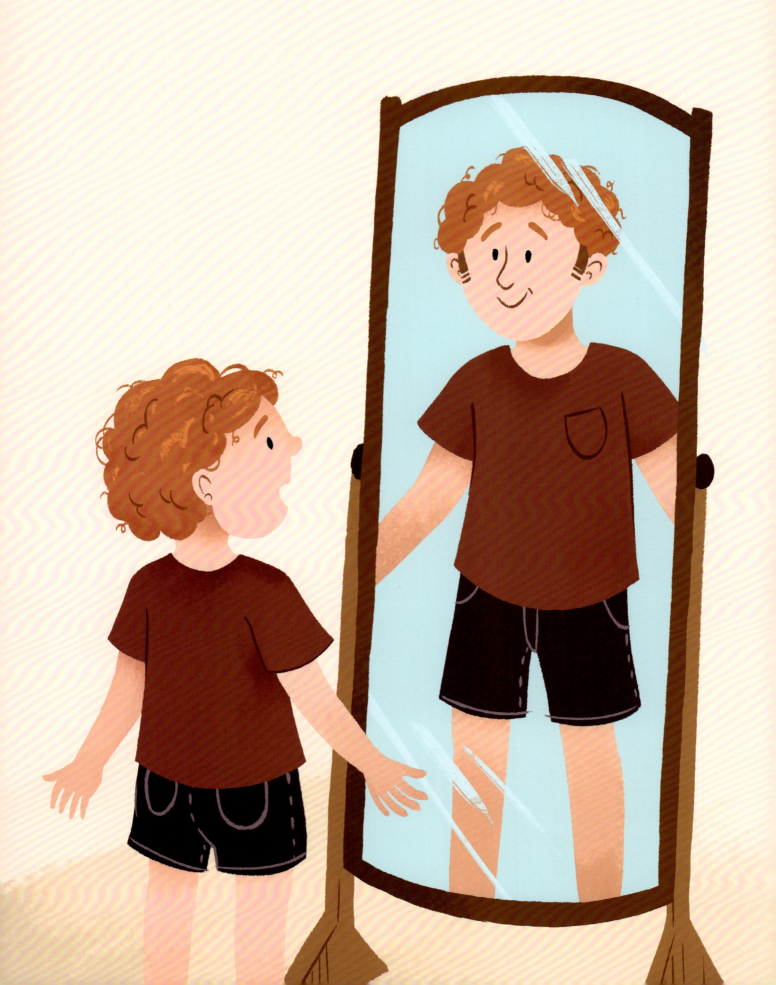

THE GOOD, THE BAD, AND THE AWKWARD: PUBERTY

青春期那些美好、糟糕和尴尬的事

尽管"适者生存"这句话已经广为人知，但很多人会误解它的含义。它不是说最强壮的人活得最长，也不仅仅适用于人类，而是与物种的生存有关。"适者"指的是其成员寿命长到能繁殖的物种。要不然，这个物种就会走向灭绝。

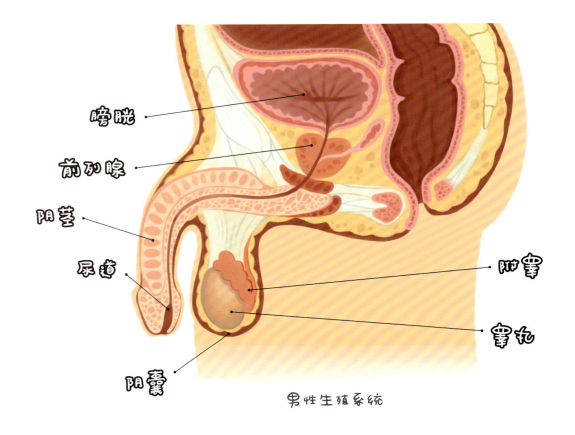

膀胱

前列腺

阴茎

尿道

阴囊

附睾

睾丸

男性生殖系统

青春期开始了

对大多数物种来说，繁殖需要两种性别的参与。人类就是如此，关于生殖的哪怕是一点点的想法，都会让你脸红或者羞得躲到最近的那棵树后面去。

男性和女性要经历身体由儿童到大人的转变的**青春期**后才能进行生育。它对男孩子的好处是：他们的生长突飞猛进，肌肉更加强壮，胡须长出来了，声音也更加低沉。它也有一些坏处：长痤疮、有体味，大人们还会经常让你去洗澡，使用除臭剂。对女孩子的好处包括生长加快以及发育为成年人的身体。坏处就是长痤疮、情绪起伏、要应付不成熟的男孩子以及成年身体的发育。多数女孩子一开始会因为乳房发育或月经的出现而感到不开心。幸运的是，当你到了 14 岁左右，脑的发育会赶上你的身体，你可能会为全新的你而感到高兴。

青春期开始时，女孩子的卵巢和男孩子的睾丸会产生性激素。**雌激素**是女孩子发生变化的驱动力。**睾酮**则是男孩子发生变化的驱动力。

青春期要经历 4 到 5 年。在医生为你进行常规体检时，他还会记下你的青春期所处的阶段。青春期的五个阶段是由英国医生詹姆斯·谭纳（James Mourilyan Tanner, 1920—2010 年）首次命名的。Tanner 1

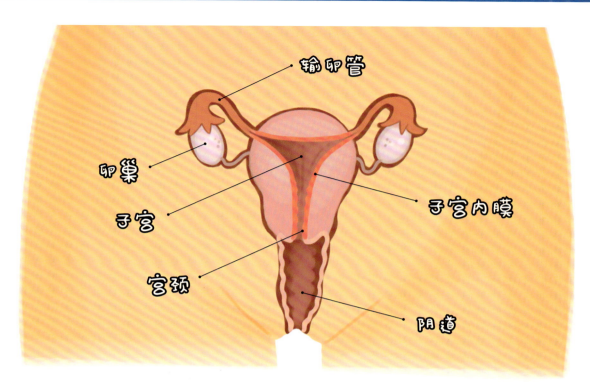

女性生殖系统

期指男孩、女孩的青春期还没开始。Tanner 5 期指青春期已经完成了。这几个阶段是根据阴毛和女孩子的乳房、男孩子的阴茎和睾丸的生长情况来分的。

究竟怎么回事儿?

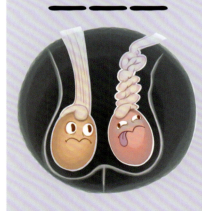

你应该了解男性会出现的一种罕见但严重的问题。**睾丸扭转**是指男生阴囊内的睾丸因受伤或不明原因而扭曲。扭转发生时，男孩子们不会有感觉，但它一旦发生，睾丸的血液供应就被切断了。一旦睾丸的血供停止，它就会变肿、开始痛。

如果一个 6 岁大的孩子出现睾丸疼痛，他会立即告诉他的父母。但是大孩子可能会因为自己的睾丸有问题而感到羞耻，因此他们宁可躲在自己的房间里而不愿意告诉任何人。这样做是错的!虽然睾丸扭转不会危及生命，但如果你经过了很久才让它复位固定，睾丸就会"坏死"。你可以生养只有一个睾丸的孩子，但大多数男人更喜欢在两侧睾丸都完好无损的情况下度过一生。

如果你的睾丸疼痛超过 30 分钟，就要告诉爸爸妈妈。你也应该去急诊室而非医生办公室，因为快速诊断非常重要。(女孩子们可能会出现卵巢扭转，但这比睾丸扭转要少见得多。)

究竟怎么回事儿?

你有没有长过粉刺？如果有的话，那就是你的**皮脂腺**出了问题。在孩子们进入青春期时，激素会刺激这些腺体分泌更多的油。当过多的油脂和死皮细胞堵住了毛囊时，就会形成粉刺。皮肤中的细菌消耗皮脂时还会引发炎症。阻塞的毛孔和受刺激的皮肤会导致脓包、白头和黑头的形成。黑头并不脏，这种颜色来自黑色素，与导致皮肤颜色变深的黑色素相同。不要挤你的粉刺！虽然你可能会把脓液挤得浴室的镜子上都是，但粉刺也可能会在皮下被挤破，这会让粉刺变得更大、更丑！

女孩子长成了年轻女人

女孩子第一次出现月经的时间一般是青春期开始后的12至18个月。这个事件叫**初潮**。在一开始，周期往往是不规律的，你可能几个月都没有一次。有的时候，它也可能每两周出现一次。如果你对自己经历的事情心存疑惑，可以找父母或者医生谈谈。

女孩子每个月都会有一次**排卵**，也就是说，她卵巢中的一个卵子会成熟，并通过输卵管进入子宫。在接下来的2周里，子宫内膜会增厚，为受精卵的植入做准备。如果女性在这个周期中没有怀孕，子宫内膜就会因为没有胚胎植入而脱落。组织和血液就会在月经期间从女孩子体内排出。

如果女孩子的第一次月经是在家里来的，她通常会从妈妈那里得到一些帮助。如果是在学校里，她通常会去护士办公室。在你离开教室的时候，特别是在你有一个男老师的情况下，计划好了要说什么很重要。因此，你最好提前和父母讨论一下这个问题。如果你的学校里没有护士，你可以把必要的用品放在储物柜里，在需要的时候去上洗手间。

大多数女孩有的时候会因月经而感到肌肉痉挛。有时候比较柔和，但其他时候，它们除了让你感觉腹胀和烦躁外，还会导致剧烈的腹痛。布洛芬这种药物有助于缓解经期痉挛，但是你在吃药前应该首先跟父母商量一下。

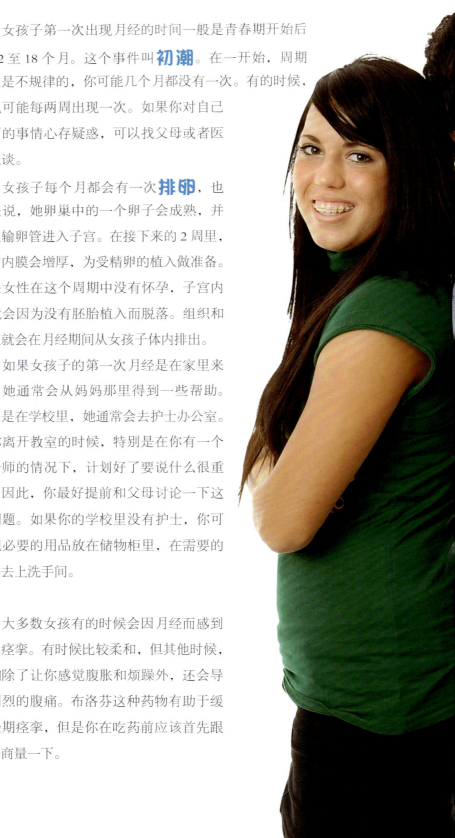

男孩子长成了年轻男人

在经历青春期时，男孩子不会像女孩子那样有特殊的事件发生。男孩子身上发生的最能与女孩子比较类似的事情是遗精（梦遗）。男孩子的睾丸一旦成熟后就开始产生精子。在最初，这个过程还没有完全发育好。结果就是，精子可能在男孩子夜间睡觉的时候排出体外。尽管遗精又叫梦遗，但在它发生时，你并没有做与性或其他任何相关的梦。有些男孩子出现遗精的频率比其他人要高一些。

情绪的跌宕起伏

青春期时，两性在身体和性格方面都会出现巨大变化。这可能会导致情绪低落，让人更容易与父母和兄弟姐妹发生争吵。这并不是任何人的错，也不存在解决这些问题的法宝。话虽如此，如果你花时间去思考生活中发生的各种事情，这将对你和你的家人都有帮助。偶尔和爸爸妈妈或者其他你信得过的大人进行交流将非常有利于缓和家庭氛围。

真真假假大挑战

青春期时男孩子的胸部也会发育。

真的。这种说法真让人吓一跳，但了解它对你有好处。在青少年进入青春期后，他们的身体中会产生大量的激素。尽管男生产生的主要激素是睾酮，但他们也会产生一些雌激素，这会引起胸部的变化。男孩不会像女孩那样长出乳房，但他们可能会在乳头下面长出一些肿块。它通常从一侧开始，摸上去可能会有些痛。这种情况的术语叫作**男性乳房发育症**。这种情况的出现是完全正常的。男性乳房发育症可以持续几年时间，但通常会自行消失。男孩子的乳房组织变得很大的情况非常罕见，这些组织可以通过手术来去除。

GETTING THROUGH THE DAY

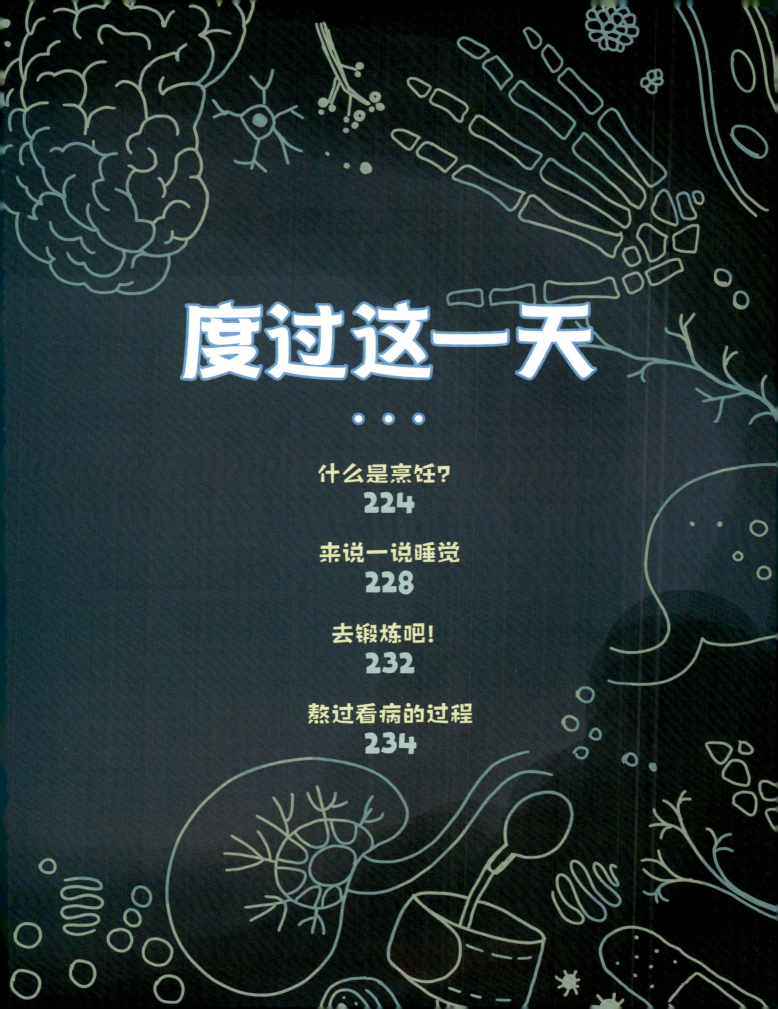

度过这一天

· · ·

什么是烹饪？

西蓝花是不是难吃到让你想吐？

与人类相比，吃对于动物来说既困难又容易。困难的是，它们必须捉到或者找到它们要吃的食物；容易的是，它们并不担心食物尝起来味道如何。动物因为饿而吃东西，狮子的幼崽不会因刚杀死的牛羚太难嚼而抱怨。屎壳郎的幼虫不仅吃动物粪便，还是从这堆东西里孵化出来的。

孩子们就不一样了。从婴儿期开始，你对食物就有了喜好。婴儿们通常喜欢味道温和、略带甜味的食物。这种情况会一直持续到儿童早期，那时候父母试图让孩子们吃水果和蔬菜，这通常会引发矛盾。

均衡的饮食很重要，因为它不仅会影响你摄入能量的多少，还会影响你的成长、思考和玩耍。这些食物能够提供滋养你身体的不同营养物质。你需要五大类营养物质：蛋白质、碳水化合物、脂类、维生素和矿物质。

作为动物王国的一员，你需要一定的营养才能保持健康。因此，尽管你的嘴巴会因为塞满了西蓝花或桃子而抱怨，但你身体的其他部分还是很喜欢你吃的东西的。

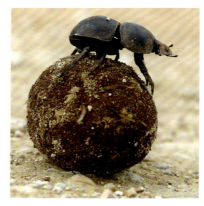

屎壳郎和粪球

张大嘴巴

大多数孩子喜欢蛋白质、碳水化合物和脂肪。蛋白质对你身体中的骨骼、肌肉、器官、皮肤等组成结构有着重要作用。

酶可以加快体内成千上万种化学反应，它的生成也离不开蛋白质。蛋白质存在于奶制品、肉类、鱼

究竟怎么回事儿？

海盗们经常需要长时间待在海上。由于那时还没有发明电，他们几乎不能保存食物。因此，他们为了食物而斗争，包括肉、饼干、腐烂蔬菜、变味的水，以及老鼠屎！许多海盗患了**坏血病**，这种疾病是由于维生素C摄入不足造成的，维生素C在水果和蔬菜中的含量很丰富。坏血病的症状包括出血、眼睛凹陷、疲劳、腹泻、蛀牙，直至死亡。

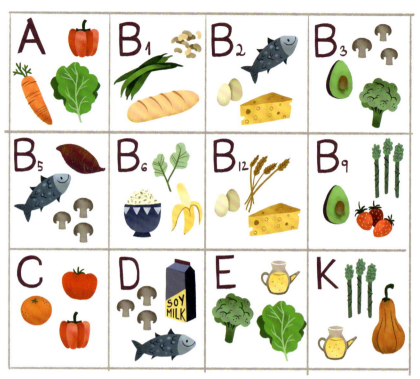

这是一个简易的图表，显示哪些食物富含哪种维生素

类、坚果和鸡蛋中。碳水化合物被细胞用来为你的身体提供能量。它们存在于水果、坚果、豆类和全谷物产品中。脂肪可用于产生能量，同时也是细胞膜和神经的重要组成部分。

维生素的作用之一就是辅助酶完成它们的工作。

● 维生素 A 能维持夜视力和色觉，以及免疫系统的健康。

● 维生素 B 对神经细胞的功能很重要。

● 维生素 C 有助于胶原蛋白的形成，这是一种能够为结缔组织提供强度的蛋白质。

● 维生素 D 能增加食物中钙的吸收，有助于骨骼强壮。

● 维生素 E 可以防止由于日常细胞活动造成的细胞损伤。

● 维生素 K 对凝血是必不可少的。

如果你饮食均衡，就不需要服用维生素。然而，如果你像许多孩子一样拒绝吃某些食物，特别是水果和蔬菜，每天服用维生素可能会有用。

真真假假 大挑战

糖会让孩子亢奋。

错的。在每一项已经完成的研究中，我们都没有发现糖和行为之间的联系。那么这种说法从何而来呢？在生日聚会和其他活动中，糖的摄入量会增加，而让人举止疯狂的是环境而不是糖本身。但是，下次你在家庭聚会上宣布自己的胜利而进行狂欢之前，要知道上述事实并不意味着糖对你有好处！当然啦，糖的坏处应该不外乎我们所知道的以下几种：导致蛀牙、体重问题，以及想吃更多的糖。

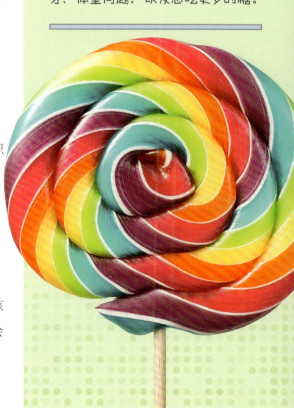

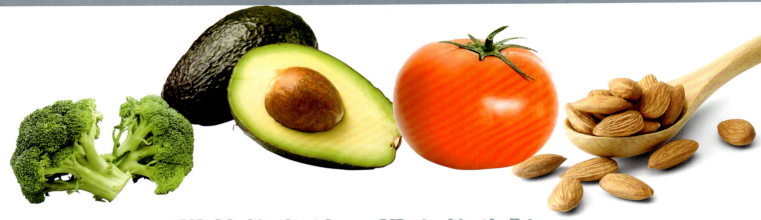

强壮的身体，强大的头脑

矿物质对你的健康也很重要。钙不仅能使骨骼和牙齿变得坚固，在把分子运输到细胞里的过程中也起着关键作用。如果外星人用一把射线枪对着你照射，把你体内的所有钙都清除了，你就会立即死亡。铁有助于红细胞携带氧气，它对脑和肌肉的发育也很重要。

有些食物是很好的矿物质来源：

- 牛油果
- 乳制品（奶酪、酸奶、牛奶）
- 鱼（鲑鱼）
- 坚果和种子
- 大豆

- 菜豆、豌豆和扁豆
- 蛋类
- 绿色蔬菜
- 贝类
- 全谷物

你挑食吗？

你可能会抵制某些食物，因为它们闻起来怪怪的、尝起来很苦、看起来很恶心，或者口感很奇怪。这是有符合自然规律的解释的。有些孩子的味蕾要比其他孩子多。因此，食物的味道对他们来说会更加浓烈。如果食物的口味不好，你的反应可能会比味蕾少的人更强烈。

究竟 怎么回事儿？

美国人通常喝的奶来源于奶牛。然而，在世界上的其他地方，孩子们所食用的乳制品可以来自山羊、水牛、绵羊、骆驼、驯鹿，甚至是牦牛！

食物挑战

孩子们都知道，如果把牛奶和巧克力糖浆混合在一起，味道会更好。你可以用同样的办法把水果、蔬菜和其他食物混合在一起，让味道变得更好。

与你的父母一起去小店里买一些能让水果和蔬菜的味道变得更好的调料，然后买一些你至少愿意吃的水果和蔬菜，再把以下几条建议记住：

● 如果你能帮忙准备饭菜的话，你就很可能去尝试一些新食物。你可以削皮、烹饪或者安排正在制作的食物。

● 如果你将蔬菜与你喜欢的食物混在一起或者加上调料的话，可能会让它们变得比较可口。有些孩子喜欢吃带有土豆泥的青豆，有些孩子喜欢吃上面浇着融化了的奶酪的西蓝花，有些孩子喜欢吃蘸着蜂蜜、沙拉酱、鹰嘴豆泥或沙拉的胡萝卜。

● 水果混合着酸奶、花生酱、蜂蜜吃，或者撒上一点儿糖后，味道可能会更好，它们也可以制成沙拉食用。

● 你可能要把一种新的食物吃五遍以上才能喜欢上它。那从一开始就尝几口试试吧。

● 你不必非得喜欢上某种食物，让它成为饮食的一部分。如果你能尝一尝新的食物并咽下去，那你可以为自己庆贺一下！

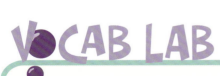 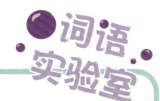

VOCAB LAB 词语实验室

卡路里

卡路里是能量单位。从营养学的角度来看，它是指你的身体能从特定的食物中获得多少能量。这种能量被用于生长，并能为你身体中所有的反应提供动力。

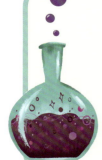

真真假假大挑战

你每年会吃下 0.5 到 1 千克的虫子。

真的。政府要求公司生产加工的食品，如热狗、通心粉和奶酪，必须达到食品安全的特定标准。尽管有这些规定，每天还是会有一定数量的昆虫进入要供应的食物。这是怎么发生的呢？好吧，我们很难阻止苍蝇飞进来，其中一些不幸的可怜虫在错误的时间、错误的地点降落下来，在食物制备过程中被意外地切成了碎片。所以，尽管你可能故意嘲笑某个吃了虫子的人，但你很可能在津津有味地咀嚼着热狗、汉堡或者许多其他食物时也吃到了虫子。甚至你挤在薯条上的番茄酱里也可能有虫子的身体。

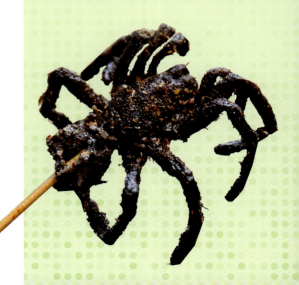

来说一说睡觉

你有过这种或者类似的谈话经历吗？

爸爸妈妈： 该睡觉了。

你： 我能不能稍微晚点儿睡觉啊？

爸爸妈妈： 我5分钟后过来，我到的时候你最好已经穿上睡衣了。

你： 我保证一读完这本书就上床睡觉。

爸爸妈妈： 就5分钟，孩子，别啰唆了！

或许和很多孩子一样，你也不喜欢别人催促你睡觉，甚至可能认为睡眠是浪费时间。其实不是这样的！对你来说，睡眠和运动、营养一样重要，这就是为什么你的父母总是一到时间就催你去睡觉。

睡个好觉有助于你的身体正常运行。睡眠有助于支持你的免疫系统，并使新记忆得以巩固。睡眠也支持正常的生长发育，因为生长激素（见第193页）是在你睡着的时候释放出来的。研究表明，睡眠不足的孩子在学校里会出现学习困难、注意力不集中的情况。

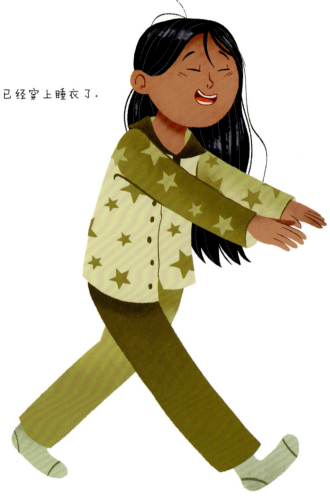

究竟怎么回事儿？

梦游多见于孩子而非成人，尽管这很罕见。即使梦游者处于深度睡眠状态，他们也可以做出各种行为。有的去厨房吃饭，然后再上床睡觉。其他人可能会试图离开房子，这可能会导致自身受到伤害。梦游通常在夜晚的一开始发生。即使一个梦游者的眼睛是睁着的，他还是不清醒的，早上醒来他也不会记得发生了什么。如果你会梦游，那么你的父母应该和医生谈谈如何保证你的安全。

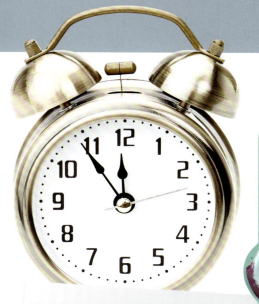

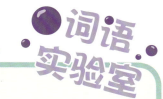

VOCAB LAB · 词语实验室

昼夜节律

这个术语指的是你的内部"时钟"。它可以调节你的睡眠和觉醒周期。

梦游症

医学术语，指梦游。

Dr B's Tips

本内特博士的小建议

这是怎么了？失眠（入睡困难）。

应该怎么办呢？你可以做很多事情来改善睡眠。以下是一些建议：

1. 运动。每天锻炼对你有好处，包括帮助你改善睡眠。但是不要在睡觉前做运动，因为它可能有相反的效果。

2. 你的床只能用来睡觉。如果你坐在床上做作业、玩游戏、和朋友聊天，你可能会无意中把你的床和有趣的活动联系起来。建立良好的睡眠习惯的一个方法就是你的床只能用来睡觉。如果你在床上读书是为了帮助自己入睡，确保在昏暗的光线下读书。

3. 保持睡眠规律不变。如果你在周五和周六晚上熬夜，当你在这周的其他时间想更早睡觉的话，你的大脑可能无法调整过来。一般来说，周末熬夜时间只能比平时长 1 个小时。

4. 不要睡得太晚。大多数人在不用起床上学或工作的时候喜欢睡得很晚。然而，如果你一觉睡到中午，那么那天晚上就较难入睡。

5. 恰当饮食。晚上吃得晚会使人更难入睡。晚饭后吃点儿零食是可以的，但要吃点有营养的，并且睡觉前 2 个小时内不要吃东西。

6. 不要把自己的任务安排得太重。学校和家庭作业占据了你一天中的大部分时间。如果你把放学后的时间用于足球训练、音乐课、俱乐部，你可能会在一天结束时还是很兴奋，以至于你的脑子无法放松。

7. 试着放松肌肉。担心你是否能入睡通常会使问题变得更糟。有个方法就是不要总想着睡眠这件事，把注意力放到其他事情上。深度的肌肉放松有助于入睡。

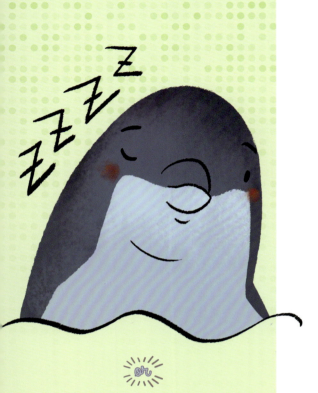

真真假假大挑战

海豚睁着一只眼睡觉。

真的。海豚是**单半球睡眠**。也就是说，它一半脑在睡觉，而另一半脑却是清醒的！（和你的大脑一样，大多数复杂动物的高位脑的功能分成了左、右两个半球。）当这种情况发生时，它的一只眼睛是睁着的，而另一只眼睛是闭着的。科学家们认为海豚这样做是为了让它们更容易游到水面上呼吸空气，并戒备捕食者的出现。

睡眠的科学知识

有两种基本的睡眠状态：**快速眼动睡眠**和**非快速眼动睡眠**。在快速眼动睡眠期间，你会做梦，你的眼睛即使闭着也会快速地来回转动。另外，你呼吸更浅、更快，你的胳膊和腿不会动。在非快速眼动睡眠时，你的睡眠会更深。没有眼动，肌肉放松，脑电波减慢。夜间你在这两种睡眠状态之间不断切换，其中有 75% 的时间是在非快速眼动睡眠或者说深度睡眠中度过的。

人类是**日行动物**，也就是说，我们白天醒着、晚上睡觉的话，我们的身体功能就会运行得最好。天黑之后，你的大脑会产生一种叫作**褪黑素**的化学物质，它逐渐降低脑的活跃性，并帮助你进入睡眠状态。

你是动物！

大多数动物都睡不了一整夜；或者如果它们在夜间活动，它们也睡不了一整个白天。为什么呢？因为它们必须提防着捕食者可能会在它们睡觉的时候吃掉它们！为了应付这种情况，大多数动物比人类能更快、更容易地进入和脱离睡眠状态。

小熊猫

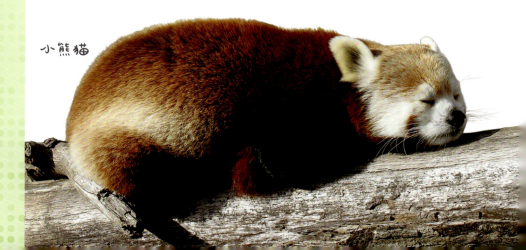

虽然电灯已经发明一个多世纪了，但直到现在才出现大量影响你睡眠的小玩意儿。电子设备，如手机和平板电脑，会从两方面干扰睡眠。首先，它们让你的大脑保持兴奋状态。其次，它们会发出明亮的光照入你的眼睛，减少褪黑素的产生，从而干扰你自然入睡的过程。

该睡觉了

目前基于年龄的睡眠建议：

4 至 12 个月	12 至 16 个小时，包括打盹儿
1 至 2 岁	11 至 14 个小时，包括打盹儿
3 至 5 岁	10 至 13 个小时，包括打盹儿
6 至 12 岁	9 至 12 个小时
13 至 18 岁	8 至 10 个小时

"EWWW 这是真的"

和人类一样，老鼠也会经历不同的睡眠阶段，包括快速眼动睡眠阶段，对人类而言，这个阶段与做梦有关。科学家们发现老鼠实际上也会做梦！（你猜它们是梦到了奶酪，还是梦到有人在追赶它们？）

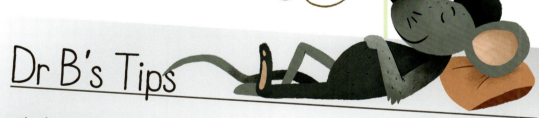

Dr B's Tips

本内特博士的小建议

这是怎么了？尿床了。

这是怎么发生的？这是指 5 岁以上的孩子在睡着的时候尿尿了。这可能出现在打盹儿的时候，也可能出现在晚上睡觉期间。

为什么会出现这个问题？在大多数情况下，这是因为夜间脑和膀胱不进行"沟通"。尿床几乎不是由严重的身体疾病引起的。75% 的晚上尿床的孩子有一个小时候同样尿床的近亲。

应该怎么办呢？尿床是一件令人沮丧的事情，因为你在睡觉时很难处理这种事情。每天晚上，美国有 500 万要去睡觉的孩子不知道第二天早上醒来时他们的床是湿的还是干的。如果你尿床了，找医生谈谈，因为你能采取一些措施来解决这个问题。

去锻炼吧!

在你玩手机游戏或电脑游戏时，你的爸爸妈妈曾经有没有让你把它关掉，去踢足球？通常他们还会说这样的话："你需要更多的锻炼！"

事实证明，他们是对的。美国心脏协会建议孩子们每天要进行 60 分钟的中度至重度运动。虽然你不能达到这个目标，但记住：有 30 分钟的锻炼总比没有好！

以下是锻炼使你保持健康的一些理由：

● **它会让你更强壮**。和你身体的其他部分一样，肌肉是由细胞组成的。然而，关于肌肉细胞有趣的一点是，如果你使用它们，它们就会变得越大、越强；如果你不使用它们，它们就会变得越小、越弱。

● **它使你的骨骼更结实**。锻炼得越多，骨骼就越强壮。骨头越强壮，受伤的可能性就越小。它能抵抗感染。自然杀伤细胞是一种特殊类型的白细胞，它是你身体的一道防线。运动后血液中自然杀伤细胞的数量会增加。

● **它能赋予你能量**。信不信由你，锻炼的人全天会有更多的精力。

● **它能开发智力**。研究表明，锻炼比大脑游戏更能提高一个人的记忆力。

● **它能帮助你入睡**。锻炼的人晚上睡得更好。

● **它甚至有助于你排便**。这听起来可能很奇怪，但是锻炼确实对你去洗手间解手有好处。跑步能使你的肠道更有效地工作。

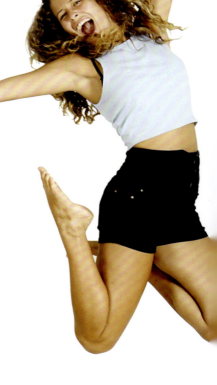

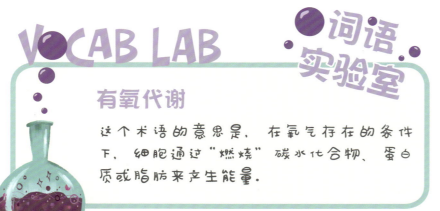

VOCAB LAB 词语实验室

有氧代谢

这个术语的意思是，在氧气存在的条件下，细胞通过"燃烧"碳水化合物、蛋白质或脂肪来产生能量。

如何弥补运动短板

对一些孩子来说，做大量的运动很容易。对其他人来说，锻炼和洗澡、剪指甲、打扫房间一样有趣。因此，一个大问题来了：你如何使运动成为你日常生活的一部分？大多数人都喜欢做有规律的事情。如果你睡觉前遵循同样的流程，记得刷牙就容易多了：换上睡衣、刷牙，然后上床睡觉。如果你每天晚上都这样做，即使你遗漏了一些东西没做，也会觉得很有趣。锻炼也是如此。

最好的锻炼方式是做你喜欢的事情。你可以游泳、徒步旅行、跳舞、练习武术、快步走、骑自行车、在公园遛狗，或者做任何其他使你出汗的事。

第一次开始锻炼时，你可能会觉得很困难，但这可能是因为你的身体尚未进入状态。一旦你开始了有规律的锻炼，你就会在活动时以及在一天之中其他时间感到自己变得更强壮了。

真真假假大挑战

宇航员在太空中会变得更强壮。

假的。太空旅行会出现的一个问题是，所处的微重力环境会导致肌肉萎缩，或者说，变小。尽管宇航员在太空中会经常锻炼，但等他们回到地球上时，他们的肌肉仍会变得非常瘦弱。对他们来说，站起来有困难是很常见的，他们可能会因为舌头在太空中"失重"而导致说话困难。宇航员在任务结束后需要几个月才能恢复健康。

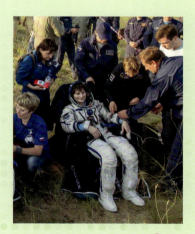

2015年6月，宇航员萨曼莎·克里斯托弗雷蒂在结束了将近200天的太空飞行后，从宇宙飞船上被抬了出来。

熬过看病的过程

既然这是最后一章，以小测验来作为结束似乎是个不错的选择。

你更愿意做哪件事？

A. 掉进蛇坑

B. 吃一盘油炸虾蟆

C. 清理马粪

D. 让医生检查一下身体

如果你选择了"D"，那你真的是从这本书中学到了很多东西呀！当然，在就诊的时候也会发生一些不好的事情。除了注射、血液检测和咽拭子检测，你可能需要脱掉衣服，让医生检查你的私密部位。哦！

但看病的过程也会很有趣。你会知道自己有多高，还能预测自己成年后的身高。你可以知道你的视力有多敏锐，并且医生可以回答任何你对身体产生的疑问。

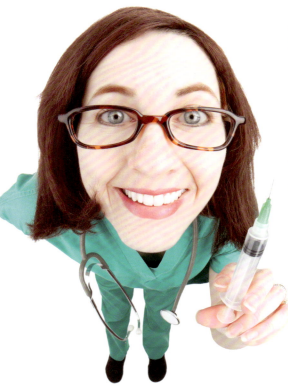

打针了？打什么针？

医生和护士为保持你的健康会进行一些操作，你可以做很多事情降低与此相关的忧虑和痛苦感。

血液检查和打针时最不好的就是你对它即将开始的预感。缓解这种恐惧的最好方法就是在扎针之前分散自己的注意力。以下是一些有用的技巧：

● 用手机听音乐或看视频。

● 盯着针头以外的东西看，或者想点儿别的，比如你最喜欢的暑假。

● 捏一捏自己。因为捏了会疼，所以当你被针头扎到的时候，你就不会对它太有感觉了。

● 让护士在你手臂上涂一些有麻醉作用的乳霜。这种方式非常有效，特别是做抽血检查的时候，但必须在扎针前 30 分钟涂抹。

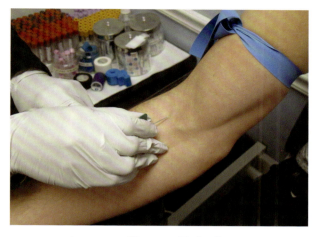

抽血的详细情况

某些血液测试只要在手指上扎一针就可以了，很快，感觉就像手指被夹了一下。由于血液是从你指尖的毛细血管中出来的，好处就是它不会漏掉。不好之处在于扎手指的位置是指尖，你在之后用到手指时会痛。

抽血时使用止血带可以更容易找到血管

如果医生需要更多的血液，就必须从你肘前的静脉中取血样了。优点是由于针头进入的是你的手臂，所以之后你使用手指时就不会感到痛了。缺点是抽血的人可能扎不准那条静脉，需要给你再扎一针。如果你保持不动，扎错针的概率就会大大降低。

用棉签擦拭喉咙

擦拭喉咙不仅令人不快，而且很多孩子会担心在擦的时候他们会吐。每个人情况都不同，下面的技巧可以帮助很多孩子熬过这个过程：

● 双手并拢或者坐在手上，这样可以避免因为你抓着医生的手导致操作失败而需要再来一次。

● 头向后仰，张大嘴，伸出你的舌头，就像你想舔到自己的下巴一样。就在医生给你擦拭喉咙之前，咳嗽两次。你喉咙的后部在咳嗽时会振动，这就不易使棉签把你弄疼。把这个窍门告诉给你的医生，让她来帮你。

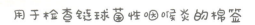

用于检查链球菌性咽喉炎的棉签

真真假假大挑战

医生们有的时候会有奇怪的称呼。

真的。因为医生要照顾病人，他们会用到非常奇怪的称呼。
以下医生的称呼都是真的。

血液科医生
骨科医生
胡椒粉医生
加斯医生
膝盖医生
针头医生
皮疹医生
便便医生
钻孔医生
吞咽医生
固定医生
肖茨医生
耳屎医生

专业工具

和其他专业人士一样，医生也有一套自己在工作时要用到的工具。虽然在检查身体时有些工具可能会让你觉得冷或者有点儿不舒服，但是你知道它们并不会对你产生伤害。下面是这些工具的名称：

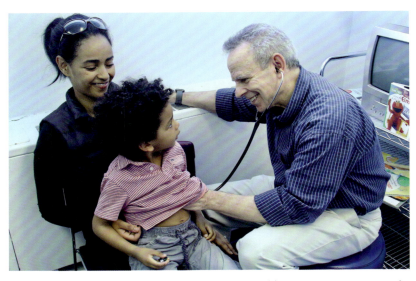

听诊器能让医生听到你的心、肺，甚至肠道发出的声音。

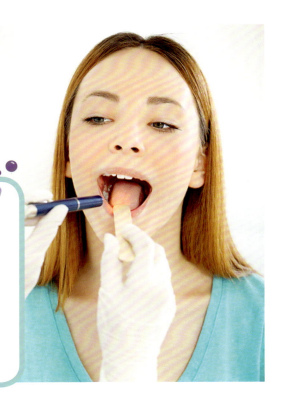

检查口腔内部情况时要用到压舌板和笔形手电筒。

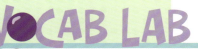

VOCAB LAB 词语实验室

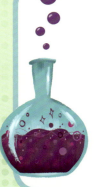

发热

医学用语，就是发烧。

可触及的

指你能感受到一样东西，比如"你颈部肿大的淋巴结是可触及的"。

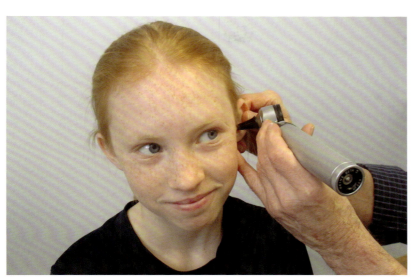

耳镜有不同尺寸的塑料前端，被用于观察你的耳膜或鼻子内部的情况。

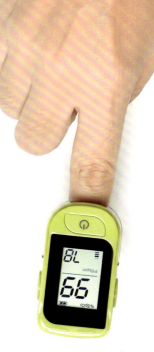

脉搏血氧仪可以测量你血流中的氧气含量。它里面没有针头，不会弄疼你。

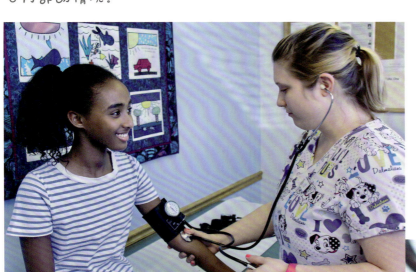

袖带是用来测量你的血压的。

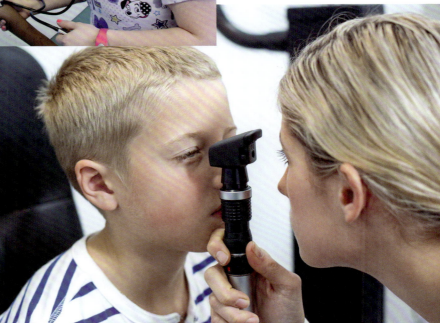

检眼镜是用来观察眼睛的情况的。

照片、插画 及图片提供者 PHOTO AND ILLUSTRATION CREDITS

照片

瑞安·本内特：60、126、236、237（耳镜、血压袖带）
· **提供者**：瑞安 · 本内特医生
安娜 · 布拉斯克：135、214
· **提供者**：安娜 · 布拉斯克医生
迭戈 · 普雷西亚多：45（鼓膜）、49（鼓膜、发炎鼓膜）
· **提供者**：迭戈 · 普雷西亚多医生
罗伯特 · 西尔弗曼：6（褐痣、蓝痣）
· **提供者**：罗伯特 · 西尔弗曼医生
维克 · 维特森：32、33（结膜炎）
· **提供者**：维克 · 维特森医生

插画

特蕾莎 · 马丁内兹：开篇页、VII、5、13、14、21、28、29、31、32、37、39、44、45、46、52、54、55、59、60、61、63、68、69（会厌）、71、74、75、76、80、87（小肠）、88（肝脏、胆囊和胰腺）、89（小肠绒毛）、90（肝）、94、95、102、103、104（生长板、长骨）、105、106、107、109、112、113、114（跟腱）、120、121、123、124—125、133、134、135、136、137、140、141、143、148、150（肾脏内视图）、151、166、167、168、175、176（内脑和脑干）、177（神经元）、183、192、193、194、198、199（细胞）、204、205、218、219
· **提供者**：特蕾莎 · 马丁内兹
玛丽娜 · 佩莎罗德娜：篇首页（不包括《感谢淋巴结》）、8、15、16、22、37、38—39、40—41、48、49、53、59（龙）、60、69（海豚）、81、83、86、88（女孩）、89（男孩）、91、96—97（贾第鞭毛虫）、104（婴儿骨架）、114（视频游戏控制器）、115、122、127、129、144、150（宇航员）、153、158—159、160、161、162、163、176（原始人）、177（玩滑板的男孩）、178、184、185、186、187、195、199（捧着地球仪的女孩）、200、206、207、212、213、225、226、228、230、231

· **提供者**：玛丽娜 · 佩莎罗德娜
艾瑞克 · 怀特：《感谢淋巴结》篇首页、206（脐带将胎儿和母体相连）
· **提供者**：艾瑞克·怀特

图片

123RF：15（辫子扎得太紧引起的"牵引性脱发"）、70、90、142（握拳显示静脉）、230、237（检眼镜）
ALAMY：8（接触毒藤后的手指）、9（蜘蛛）、49（鼓膜处的耳引流管）、62（口腔溃疡）、81（电子显微镜下的胃小凹）、87（小肠绒毛）、142（痂）、208
ANIMALSANIMALS：9（军蚁缝合）
GETTY：15（电子显微镜下的毛发）、20（狮爪）、89（电子显微镜下的十二指肠刷状缘）、128、129、182（裸鼹鼠）
iSTOCK：4、5、6（后院的鼹鼠）、7（癣菌病、普通疣）、8（水疱）、9（普通缝合）、12、13、14、17、20（指甲、马蹄）、30、31、33（戴眼镜的男孩、鸟的眼睛）、36、41、45（耳镜）、46、47、48、55、61、62（狗）、68、70（吹萨克斯的男孩）、77（吐奶的婴儿）、96（苔藓）、106、107、109、127、132、141、145、149、151、152、153、161、174、179、182、184、200、201（染色体、黑猩猩）、209、220—221、224、225、226、227、229、232—233（跳起来的女孩）、234、235、236（检查口腔）
SCIENCE PHOTO LIBRARY：6（晕痣）、7（尘螨）、16、22、169
SCIENCE SOURCE：59（扁桃体）、77（食管）
SHUTTERSTOCK：38、82（黏液）、234、235（棉签）、237（脉搏血氧仪）
WIKIMEDIA COMMONS：15（头皮癣引起的"头癣脱发"）、23、108、126、135、201（胡克的显微镜）、205、233（宇航员萨曼莎 · 克里斯托弗雷蒂）

索引 INDEX